CB018482

SUS
O que Você Precisa Saber Sobre o Sistema Único de Saúde

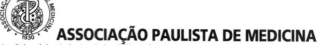

ASSOCIAÇÃO PAULISTA DE MEDICINA
Av. Brigadeiro Luiz Antônio, 278, Bela Vista • CEP 01318-901 • São Paulo-SP
Tel. (0xx11) 3188-4200 • E-mail: apm@apm.org.br • Home page: www.apm.org.br

CONSELHO EDITORIAL

Luiz Antonio Nunes
Presidente do Departamento de Medicina Social da Associação Paulista de Medicina

José Luiz Gomes do Amaral
Presidente da Associação Paulista de Medicina

Roberto de Mello
1º Vice-presidente da Associação Paulista de Medicina

Horácio José Ramalho
Diretor-adjunto de Economia Médica da Associação Paulista de Medicina

Paulo Eduardo Elias
Professor do Departamento de Medicina Preventiva da Faculdade de Medicina da Universidade de São Paulo, USP

Participação
Departamento de Comunicações
Departamento de Economia Médica
Departamento de Medicina Social
Departamento de Marketing
Presidência da APM

SUS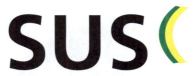
O que Você Precisa Saber Sobre o Sistema Único de Saúde

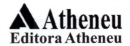

EDITORA ATHENEU

São Paulo – Rua Jesuíno Pascoal, 30
Tels.: (11) 2858-8750
Fax: (11) 2858-8766
E-mail: atheneu@atheneu.com.br

Rio de Janeiro – Rua Bambina, 74
Tel.: (21) 3094-1295
Fax: (21) 3094-1284
E-mail: atheneu@atheneu.com.br

Belo Horizonte – Rua Domingos Vieira, 319 – Conj. 1.104

PLANEJAMENTO GRÁFICO/CAPA Equipe Atheneu

Dados Internacionais de Catalogação na Publicação (CIP)
(Câmara Brasileira do Livro, SP, Brasil)

SUS: O que você precisa saber sobre o Sistema Único de Saúde, volume 1. São Paulo: Editora Atheneu, 2010.

Bibliografia.

1. Sistema Único de Saúde (Brasil).

02-0270   CDD 362.10981

Índices para catálogo sistemático:

1. Brasil: Política de saúde: Bem-estar social   362.10981
2. Brasil: Sistema Único de Saúde: Bem-estar social 362.10981
3. Sistema Único de Saúde: Brasil: Bem-estar social 362.10981

Associação Paulista de Medicina. SUS – O que você precisa saber sobre o Sistema Único de Saúde

©*Direitos da edição e publicação cedidos à EDITORA ATHENEU*
São Paulo, Rio de Janeiro, Belo Horizonte, 2011.

Índice

Parte 1

    Prefácio – O Sistema Único de Saúde, Professor José Luiz Gomes do Amaral **9**

1 Uma Visão do SUS – Professor Dr. Paulo Eduardo Elias **11**

2 Legislação e Normas Pertinentes ao SUS **23**

3 Constituição da República Federativa do Brasil – 1988 .... **25**

4 Constituição do Estado de São Paulo – 1989 .... **33**

5 Lei nº 8.080 – de 19 de setembro de 1990 .... **41**

6 Lei nº 8.142 – de 28 de dezembro de 1990 .... **61**

7 Lei Orgânica do Município de São Paulo **65**

8 NOB – SUS 1996 – Norma Operacional Básica do Sistema Único de Saúde – SUS **71**

9 Conselho de Saúde **121**

    Bibliografia **139**

Parte 2

    Prefácio – José Luiz Gomes do Amaral **141**

10 As Duas Reformas da Saúde **143**

11 SUS: A Nossa Meta **147**

12 Receita para um Bom Sistema de Saúde Municipal **151**

13 Como Implantar um Sistema de Saúde Pública Saudável **157**

14 Princípios Básicos do SUS.. *161*

15 Legislação Básica do SUS Constituição
Federal – 1988 .... *165*

16 Leis Orgânicas da Saúde *169*

17 Normas Operacionais Básicas..................................... *173*

18 Fóruns de Negociação e Deliberação no Processo
de Descentralização... *177*

19 Instrumentos de Planejamento de Saúde *179*

20 Principais Sistemas de Informação de Abrangência
Nacional... *181*

21 Atenção Básica à Saúde.. *193*

22 Programas de Saúde da Família e Agentes
Comunitários de Saúde *197*

23 Vigilância Sanitária: Organização e
Descentralização... *201*

24 Cartão SUS: Instrumento para um Novo Modelo
de Gestão *205*

25 O SUS e os Hospitais *209*

26 Financiamento da Saúde:
A Emenda Constitucional 29/2000 .... *231*

27 Para Entender a Emenda
Constitucional 29/2000.. *233*

28 Política de Medicamentos Genéricos *237*

Bibliografia... *243*

Suplemento – Questões Relacionadas ao SUS *245*

PARTE 1

Prefácio
O Sistema Único de Saúde
José Luiz Gomes do Amaral*

É evidente que não basta conceber uma boa idéia, elaborar um plano inteligente. Tem-se que torná-lo operacional, fazê-lo realidade.

Poucas propostas têm sido tão elogiadas e tão merecidamente elogiadas quanto o SUS. Entretanto, como tantas outras boas idéias, encontra-se também o SUS ainda longe do projeto que o descreve. Construí-lo a partir do papel, fazê-lo avançar, aperfeiçoá-lo, moldando-o às necessidades particulares das diversas regiões deste nosso país continental, exige a conjunção dos esforços de todos os brasileiros.

O primeiro passo é conhecer o SUS em extensão e profundidade. Compreendê-lo será fundamentar a discussão em torno deste tema.

"SUS – O que você precisa saber sobre o Sistema Único de Saúde" inclui, além da legislação pertinente, uma análise crítica do Sistema e espaço para dúvidas e esclarecimentos. É uma publicação periódica, que pretende dar atualização, dinamismo e objetividade às discussões sobre este tema. *"SUS – O que você precisa saber sobre o Sistema Único de Saúde"* representa a visão do médico e destina-se, não exclusiva, mas particularmente a ele. O médico tem de conhecer o SUS. Entre os brasileiros, encontramo-nos em privilegiada posição para intervir nesse processo.

Cidadãos e técnicos da saúde, temos aliados o profundo conhecimento da matéria e a experiência clínica acumulada no convívio com nossos pacientes em consultórios, ambulatórios, laboratórios e hospitais. Isso nos permite ver com clareza e definir com acerto as prioridades. Temos ainda a oportunidade de informar com propriedade e assim transferir instrumentos para que a Sociedade possa também, melhor aparelhada, exercer seu fundamental papel.

Mãos à obra, este é o momento!

---

*José Luiz Gomes do Amaral é Presidente da Associação Paullista de Medicina.

Uma Visão do SUS

Paulo Eduardo Elias*

O que significa o SUS? Qual a sua concepção?

A consolidação da saúde como política se dá depois da Segunda Guerra Mundial com o advento do "Estado de Bem-estar Social" e dos sistemas de saúde na Europa e nos Estados Unidos. Antes disso a saúde apresentava uma expressão muito setorial e não tinha a importância econômica que veio a ter com a era de ouro do capitalismo e o advento do sistema de bem-estar social.

Ela começou a ser olhada pelos governos e, ao ser olhada desse jeito, um dos problemas centrais da saúde foi a forma de alocação de recursos. Como se alocam os recursos? Para que você oferece? Em dois termos, o que e o como. Sabemos que temos duas modalidades importantes de alocação de recursos na sociedade: uma é o Estado e a outra o Mercado. São formas diferentes de alocação de recursos, sem que haja necessidade de juízos de valor comparativos entre elas, isto é, a afirmação de superioridade de uma sobre a outra.

É sabido que a alocação de Mercado tem uma excelência e uma qualificação muito boa, se você está em busca de efetividade. Portanto, a alocação de mercado não se destina à promoção da eqüidade. É importante termos claro em que contexto a saúde começa a ser concebida dessa nova maneira. O Sistema Nacional de Saúde Inglês,

---

*Paulo Eduardo Mangeon Elias é Doutor em Medicina Preventiva pela Faculdade de Medicina da Universidade de São Paulo desde 1996. Atividade atual: Professor Doutor do Departamento de Medicina Preventiva da Faculdade de Medicina da Universidade de São Paulo e Pesquisador do Centro de Estudos de Cultura Contemporânea – CEDEC. Trabalhos publicados: *Saúde no Brasil, Políticas e Organização de Serviços, Descentralização e Saúde no Brasil, Reforma ou Contra-reforma na Proteção Social da Saúde, Plano de Assistência à Saúde no Município de São Paulo – PAS*.

fundado em 1948, consubstancia essa mudança. De lá para cá, o problema da saúde só cresceu e hoje, envolve uma quantidade muito grande de recursos.

Os Estados Unidos consomem em torno de 14% do PIB em saúde, por ano, somando 1 trilhão de dólares/ano em gastos público e privado. Os países da OCDE/Comunidade Européia gastam em torno de 6% a 10% do PIB em saúde. São quantias realmente expressivas e os economistas começaram a olhar bastante para a saúde, e a questão subjacente diz respeito ao fato da racionalidade do sistema também dizer respeito à alocação desses recursos.

Quando se compara sistemas de saúde, tem-se que tomar certas cautelas. Por exemplo, comparar o sistema de saúde americano com o brasileiro requer enormes cautelas, até pelo montante de recursos que são absolutamente diferenciados. A disponibilidade de recursos que está alocada no sistema de saúde guarda relação com a disponibilidade tecnológica. Se fala muito que no Brasil a saúde está em crise. Sou daqueles que acham que a saúde no Brasil não está em crise. Pelo menos essa palavra não está apropriada para designar a situação na qual nos encontramos hoje.

Crise dá a idéia de um fenômeno que vem se desenvolvendo e que, de repente, apresenta uma inflexão positiva e negativa, com duração pequena no tempo. Geralmente traduz a idéia de uma situação conjuntural, e no caso brasileiro o que se nos apresenta são problemas de componentes muito mais estruturais do que os conjunturais. Temos problemas conjunturais, mas o que persiste são os estruturais, que não estão sendo tocados.

As intervenções governamentais têm sido conjunturais, quem as formula sabe que a formulação é conjuntural, apesar de vender para a sociedade que os problemas estruturais estão sendo atacados. E isso não está acontecendo, pois a intervenção vai durar apenas um certo tempo e depois se esgota para dar lugar a uma segunda intervenção conjuntural, e assim se vai procrastinando a situação. Portanto, a palavra crise é inapropriada, porque desde os anos 70 que se fala na crise da saúde. Uma crise que tem quase 30 anos de duração não pode mais ser chamada assim, porque não expressa a realidade e, ao não expressá-la, esconde politicamente esses problemas estruturais que devem ser atacados.

Os problemas são os que estão lá na raiz da constituição do Sistema de Saúde Brasileiro, isto é, desde 1923. A saúde no Brasil nunca foi pensada como um direito. Ao contrário, a formulação do Sistema de Saúde que nós temos foi pensada como um seguro, vinculado ao mundo do trabalho. Por isso a saúde foi pensada como assistência médica e nasceu vinculada à Previdência Social. Estou me referindo à Lei Eloi Chaves de 1923, que foi a primeira intervenção do Estado brasileiro para assegurar algum tipo de seguridade ou de seguro social ou de previdência social no Brasil.

A saúde nasce vinculada ao mundo do trabalho, portanto no âmbito da previdência, assim concebida está apartada das ações coletivas da saúde. Temos aí 60 anos de cultura, que não reverte do dia para a noite, escrevendo uma Constituição Federal. Então este é um problema estrutural da saúde brasileira, ela nasce dessa forma e isso é uma forma mercantilizada de conceber a saúde. A saúde foi concebida como se fosse uma mercadoria. Os sistemas de saúde dos países europeus, no contexto do Estado de Bem-estar Social, desmercantilizaram algumas necessidades sociais: saúde, educação e previdência. No Brasil nunca tivemos algo semelhante. Estou enfatizando muito isso para entendermos, ou pelo menos termos noção, do por que há coisas escritas na Constituição que não se efetivam no cotidiano das pessoas.

A explicação está nesses problemas estruturais que existem no campo da saúde. A saúde, no aspecto cultural, nunca foi pensada numa perspectiva sistêmica no Brasil, como se fosse um sistema de saúde. Curioso é que, hoje, isso não é pensado sequer no plano municipal e no estadual. Na hora de formular as políticas de saúde, se faz uma dicotomia entre o espaço que é público e o que é privado, não se tem essa visão sistêmica.

Hoje nós temos, por exemplo, problemas em algumas áreas do sistema supletivo de assistência médica, representados pelos Planos de Saúde, Cooperativas, Autogestão e Medicina de Grupo, mas principalmente nas

Cooperativas, porque estas modalidades de produção de serviços também não conseguem ter uma visão sistêmica da assistência à saúde. Esse fato configura um outro problema estrutural que temos. Outra das afirmações muito corrente é dizer que o SUS está falido. O SUS não está falido. A despeito dos problemas enormes que o SUS tem e que precisam ser corrigidos, distorções de toda ordem, técnica e gerenciais, ele não é um sistema falido, porque não está falido um sistema que produz 12 milhões de internações por ano, que propicia mais de 2 milhões de partos e possui cerca de 6 mil hospitais contratados. Gerir isso, num país extremamente heterogêneo, não é fácil. Esse sistema não está falido.

Então está bom? Não, não está bom. O que é o SUS? Algumas correntes de pensamento vendem o SUS como uma coisa acabada e começam a fazer comparações. O SUS são princípios e diretrizes. O SUS fundamenta-se em três princípios: universalidade, igualdade e eqüidade. A eqüidade como princípio complementar ao da igualdade significa tratar as diferenças em busca da igualdade. As diretrizes do SUS são três: descentralização, participação da comunidade através dos Conselhos de Saúde e o atendimento integral, ou seja prover as ações curativas e as ações preventivas necessárias. Vimos que o SUS não está acabado, pois ele se apresenta enquanto princípios. O SUS delineia **o que fazer,** mas não diz **o como se faz** e muito menos **para quem se faz**.

Essas questões estão em aberto. Seria muito conveniente que as entidades médicas, como a APM, dissessem qual a proposta dos médicos para a implementação do SUS. Vários caminhos levam à universalidade, à igualdade, que é o objetivo último do SUS. Saber se uma ação se enquadra ou não no SUS requer o exame de sua abrangência em termos da sua universalidade, ou seja, se ela contempla a universalidade, então contempla o SUS, se ela atende a igualdade, pertence ao SUS. Não importa quem está prestando essa ação, se é uma instituição governamental ou privada.

É um engano imaginar um sistema de saúde que só trate da questão estrita da assistência médica, ele tem de apresentar uma concepção mais ampla. É claro que o objeto fundamental dele vai ser o cuidado com a saúde das pessoas, que vai além da assistência médica, tem outras dimensões, mas ele tem de procurar contemplar o contexto social no qual está inserido. Por exemplo, no Brasil um dos principais problemas da sociedade é a desigualdade e é a exclusão social. Assim, ao se delinear o **como fazer**, tem de incorporar esses elementos, para ter eficácia social, que é outro conceito não muito difundido entre nós. No Brasil, não se pensa socialmente, não se formula socialmente e ainda nos encontramos em estágios muito elementares no que toca às políticas de saúde. Pois, as políticas de saúde são apropriadas pelos governos, como se fossem deles e não da sociedade, para o bem e para o mal, não importa. As políticas não são dos governos, são da sociedade.

Os governos devem servir à sociedade e não servirem-se dela. Se não corrigirmos os problemas estruturais que temos, não vamos poder agir adequadamente. Iremos manter as incríveis descontinuidades nas políticas de saúde. A descontinuidade por si constitui um fator impeditivo de se ter algum impacto positivo na saúde da população. Temos exemplos no Brasil de continuidades que dão resultados, ainda que tecnicamente se poderia aprimorar em muito essas experiências de êxito. Chamo a atenção para o fator continuidade, quando uma política é comprometida com os interesses da sociedade. Só o fator continuidade já é meio caminho andado, a descontinuidade é muito ruim.

A descontinuidade se caracteriza pelas situações nas quais um governo implementa uma determinada política e o seu sucessor a desfaz, e assim por diante. Essa dinâmica perversa não pode mais ser tolerada, pois atinge os interesses da sociedade brasileira. Os governos não podem se apropriar das políticas, como se elas fossem propriedades deles. Contudo, há que se creditar o mérito político da iniciativa. O Qualis é uma iniciativa louvável, tem que ser dado o crédito para o governo que teve essa iniciativa. Agora, isso não pode ser do governo que teve essa iniciativa. Senão, o próximo governo vai tender a desativá-lo, atendendo simplesmente à lógica da reprodução política.

O grande exemplo de uma política estável nos é fornecido pelo sistema nacional de saúde inglês.

Criado pelos trabalhistas, mesmo tendo os conservadores, no final dos anos 70, ocupado por 17 anos o poder, não mexeram nos pilares fundamentais desse sistema. E a concepção do sistema de saúde inglês afrontava intensamente o ideário liberal. Isso é muito importante para entendermos o ideário que rege os fundamentos básicos do SUS. Um desses fundamentos é a racionalização do sistema de saúde. Contudo, a disputa se dá em como se promover esse postulado.

Os médicos devem ter a sua proposta de como fazer o SUS, como chegar à universalidade. E para isso devem defender os interesses da corporação médica, aliás que são legítimos. Contudo é necessário negociá-los com a sociedade. A representação gráfica da pirâmide do sistema de saúde foi disseminada pela Organização Panamericana de Saúde por toda a América Latina. Portanto, em qualquer país latino-americano já se ouvir falar sobre isso, muitos profissionais de saúde conhecem.

O modelo da pirâmide foi inspirado no sistema nacional de saúde inglês. Ele orienta boa parte das medidas de racionalização no sistema de saúde: primário, secundário e terciário. Essa organização pode ter um impacto fantástico. A diferença da assistência primária para a secundária ou para terciária refere-se praticamente a três eixos:

1) **A incorporação de tecnologia material**. Cada sistema de saúde vai dizer respeito a uma dada realidade. A disponibilidade tecnológica de cada país será importante parâmetro para definir a incorporação de equipamentos nos diversos níveis assistenciais. Assim, a atenção primária incorpora pequena densidade de tecnologia, e isso é variável, de país para país, e, no caso do Brasil, de região para região. A atenção primária na Região Metropolitana de São Paulo incorpora um grau de tecnologia que é substancialmente diferente daquela incorporada pela atenção primária no interior do Ceará. Isso porque a oferta de tecnologia nessas duas situações são diferentes.

Mesmo no Estado de São Paulo, temos variações, apesar da vantagem apresentada pelo seu grau de maior homogeneidade, à exceção do Vale do Ribeira. Isso não é de menor importância quando se fala em formulação e em implementação de política. Uma coisa é trabalhar em situação mais homogênea, outra coisa é trabalhar em situações extremamente heterogêneas. A incorporação tecnológica do nível primário é pequena, no secundário é de maior densidade e no terciário é ainda mais densa.

2) **A capacitação profissional**, e essa não diz respeito à sua qualificação em ótima ou ruim, mas, sim, ao tempo gasto na formação do profissional, isto é, o tempo socialmente relevante e diferenciado.

3) **O perfil de morbidade**. Teríamos no nível primário, as doenças mais corriqueiras. Esse é o perfil de doença que vai ser atendido na atenção primária que seja resolutiva. O secundário ficaria com um padrão intermediário e o terciário com as situações mais complexas. A capacitação do profissional na atenção primária, o médico saindo da graduação ou cursando apenas um ano de residência, é suficiente para uma capacitação razoável no atendimento do perfil da demanda em atenção primária. O médico não precisa ficar cinco anos fazendo uma formação pós-graduada, para atender na atenção primária.

Na atenção secundária, o médico precisará ter seis anos de graduação, mais dois ou três de residência, porque se abarcariam as chamadas especialidades básicas: clínica, pediatria, ginecologia-obstetrícia e a cirurgia geral. No terciário, temos a chamada subespecialidade. É o caso da neurocirurgia, para que se garanta a autonomia do profissional médico é necessário quatro a cinco anos de residência. Na irracionalidade apresentada pelo Sistema de Saúde Brasileiro, esse profissional vai ser desqualificado pelo mercado de trabalho. Como ele é desqualificado? A desqualificação não é, como se possa imaginar, pela ótica da remuneração, ou seja, por se pagar pouco para o profissional. Isso caracteriza má remuneração, não desqualificação profissional. Desqualificação é utilizar um neurocirurgião na atenção primária, porque ele teve uma qualificação de cinco anos para realizar outro tipo de procedimento, e que não precisaria para atender no nível básico, cujo requisito é no máximo um ano de residência. No Canadá essas coisas não acontecem. Eles não formam um neurocirurgião para trabalhar só 20% do tempo como neurocirurgião e os outros 80% em outras atividades. No

Brasil isso ocorre e assim o mercado de trabalho acaba desqualificando esse profissional.

A idéia básica da organização do sistema de saúde é fazer com que o doente entre pela atenção primária. Aquilo que não se consegue resolver nesse nível será encaminhado para o secundário, que por sua vez irá referir para o terciário as situações nas quais não está capacitado a atender. A idéia de adstrição de clientela só funciona se o serviço souber exatamente qual é a população que ele vai atender. A idéia é a da construção do chamado SILOS – Sistemas Locais de Saúde. Os serviços de atenção primária delimitados territorialmente se reúnem para dar escala para o nível secundário. Por sua vez, um grupo de serviços secundários se reúne para dar escala para o nível terciário.

É evidente que o gasto que se tem com o nível de atenção é proporcional à sua complexidade tecnológica. Temos que ter cuidado com atendimentos de patologias mais simples em serviços tecnologicamente mais complexos. Isso porque elas não necessitam dessa tecnologia para serem atendidas. A finalidade não é simplesmente a economia do gasto, mas a alocação segundo o critério de adequação à necessidade do procedimento a ser realizado. O nosso sistema apresenta enorme grau de irracionalidade em relação a esse quesito. Classicamente, 20% dos gastos em média do sistema de atendimento à saúde são com medicamentos, e os 80% restantes com investimento, pessoal e tecnologia. No caso brasileiro, geralmente o paciente passa pelo serviço, pode ter o diagnóstico muito bem feito, preciso, mas não recebe o medicamento. Como ele não tem condições de comprar a medicação, do ponto de vista social, todo o procedimento de atendimento fica comprometido e a sua eficácia social foi nula. Gastamos 80% e não demos os 20%, que resultariam na sua eficácia.

Esse aspecto é muito pouco discutido e só agora o problema dos medicamentos está vindo à tona, está sendo colocado como problema do Estado brasileiro, ainda que da perspectiva de mercado. Não está incorporado no sistema a prática de se disponibilizar o medicamento. Isso acontece tanto no sistema público como no sistema supletivo de assistência médica. Se pensarmos socialmente, não faz sentido as pessoas passarem por um sistema de qualificação de diagnóstico e não poderem usar os medicamentos.

É preciso assinalar que não temos um sistema de saúde, aliás a palavra sistema nem se aplica no caso brasileiro, porque a palavra sistema invocaria uma série de organismos que trabalhariam em conjunto, para uma mesma finalidade. Existem dois sistemas: um governamental, chamado Sistema Único de Saúde, e um privado, chamado Sistema Supletivo de Assistência Médica, e uma espécie de muro, semelhante àquele que existe em Berlim, separando os dois sistemas.

O SUS possui uma rede própria e uma rede contratada. A rede própria é composta por hospitais federais, cada vez em menor número (porque eles estão sendo repassados aos Estados e aos Municípios), uma rede estadual e uma rede municipal. Possui também uma rede contratada, composta por um segmento lucrativo e um segmento não lucrativo (as chamadas filantropias). No segmento lucrativo, o setor mais atrasado do ponto de vista capitalista foi o que se manteve no SUS, ou seja, na média o segmento mais moderno e avançado, do estrito ponto de vista capitalista se descredenciou do SUS e passou, nos anos 80, a compor o Sistema Supletivo de Assistência Médica. Portanto, quem se pautava pelo ganho de produtividade, de escala, isto é, quem tinha alguma eficiência do ponto de vista capitalista, passou para o Sistema Supletivo. Desse modo, o SUS ficou com a parte pior.

Evidentemente que existem as exceções, estou falando da regra. O segmento não lucrativo, que é dependente do SUS e que se encontra com a corda no pescoço. Estamos de modo acelerado destruindo formas sociais de produção de serviços que já tiveram êxito no Brasil. Elas estão sendo destruídas por várias razões, até mesmo por questões de financiamento. Refiro-me, por exemplo, às Santas Casas de Misericórdias, hoje todas dependentes do SUS. À exceção dos centros e postos de saúde e dos consultórios médicos, os tipos de equipamento que prevalecem num ou outro sistema são muitos semelhantes: ambulatórios, hospitais, serviços de diagnóstico e terapêutica. Na rede não lucrativa, a filantropia de alta complexidade não se vincula ao SUS. No Município de São Paulo, constituem exceções a Santa Casa, a Beneficência Portuguesa e o Santa Marcelina. As demais filantrópicas vinculam-se ao Sistema Supletivo e dependem do seguro saúde, dos planos de saúde e das cooperativas, como forma de financiamento. Contudo, as filantrópicas têm várias vantagens. Na importação de determinados equipamentos, estão dispensadas do pagamento de impostos; também não pagam a parte do INSS do empregador sobre a sua folha de pagamento. Portanto é correto argüir a retribuição social que prestam frente a esses benefícios concedidos pelo poder público. Justifica-se a imagem do muro, que expressa a dicotomia existente entre os dois sistemas. Quem está no SUS não tem acesso ao Sistema Supletivo, embora quem esteja no Sistema Supletivo tem acesso ao SUS. Isso porque no sistema de saúde brasileiro existem vocações na produção de serviços.

Qual é a vocação do SUS no sistema de saúde? É a atenção primária e a alta complexidade. Qual é a vocação do Sistema Privado? É a atenção secundária e ambulatorial de especialidades, e a atenção terciária de alta complexidade, através da filantropia, ou seja com subsídio do Estado. Em outras palavras, não interessa ao Sistema Supletivo desembolsar capital para investir em recurso de alta complexidade. Não é porque não tenha os recursos para tal, mas devido à forma de articulação público e privada vigente no Brasil. Quanto a essa articulação, a ironia afirma que, se melhorar, estraga, porque o custo de investimento é socializado. Evidentemente que o lucro não é socializado, é privatizado. Entretanto, a regulamentação do sistema supletivo de assistência médica foi realizada sem considerar o SUS.

Como se fez isso? Privilegiando-se a regulamentação pela ótica do mercado, os direitos do consumidor, a relação das operadoras com os usuários. Aspectos sem dúvida da maior relevância, mas se concretizou uma regulamentação, desconsiderando a universalização da assistência. Ao contrário, cristalizaram o SUS como prestador de serviços para o Sistema Supletivo. Apesar de isso já estar acontecendo, não era regulamentado. Agora regulamentou-se porque infelizmente se entendeu que o problema era o pagamento dos procedimentos. O problema não é esse, o procedimento já foi embutido no preço do plano de saúde. O problema não deve ser olhado como sendo só de pagamento para ressarcimento ao SUS, até porque teríamos outras alternativas.

Mas é justo que o SUS venda serviço de alta tecnologia para o sistema supletivo? Penso que sim, mas com a contrapartida também em serviços do Sistema Supletivo. Uma espécie de câmara de compensação poderia ser o elemento regulador dessa articulação, dispensando assim a necessidade de monetarizar essa relação. É preciso apontar que não existe política de saúde bem-sucedida em nenhum país no mundo com a divisão em dois sistemas de saúde. Até nos Estados Unidos, considerado o pólo mais liberal dos sistemas de proteção social, não existe política de saúde dessa forma. O sistema apresenta forte componente privado e tem subsídio do governo, para os idosos e os pobres, para a compra de serviços. É necessário organizar um combate sem tréguas à mercantilização da saúde em nosso país, ressaltando que ela não se dá apenas em seus aspectos financeiros. Mercantilizar é transformar um bem numa mercadoria, é o que vem ocorrendo com a saúde no Brasil. No momento em que um bem como a saúde é mercantilizado, começa a funcionar na lógica de mercadoria, portanto se introduz necessariamente um fator de seletividade que geralmente é econômico.

Quando falo em desmercantilizar, quer dizer que o produtor de serviço tem que ser exclusivamente o governo? Não. Temos formas privadas não mercantis de produção de serviço de saúde, sendo a cooperativa uma delas. Outro exemplo é a filantropia representada pelas Santas Casas. A desmercantilização interfere positivamente na lógica da produção de serviço. O objetivo deixa de ser o lucro, ou a acumulação de capital e passa a ser o da prestação de um serviço socialmente necessário. Apesar das ressalvas relativas às diferenças sociopolíticas, temos que aprender mais com o modelo canadense do que com o sistema dos Estados Unidos.

O SUS não diz que o prestador de serviço deva ser o governo ou privado, o que ele enuncia são princípios, ou seja, o sistema tem que ser universal, equânime e igualitário. É evidente que o sistema privado lucrativo não condiz com isso. Um setor privado não lucrativo, pode perfeitamente estar articulado com o SUS. As Entidades Médicas têm que ter seus projetos e encaminhar para o governo, para que sejam negociados, porque a situação está calamitosa. Mesmo com a aprovação da PEC-Saúde, o problema não será resolvido. A vinculação orçamentária dos recursos para a saúde nas três esferas de governo, simplesmente responde a essa situação calamitosa, evitando-se o seu agravamento, como estava acontecendo.

A idéia de que a saúde é de graça é uma grande mentira. Alguém paga, ou são fundos públicos ou privados. As principais fontes de financiamento do SUS são três: CPMF, COFINS e Contribuição sobre o lucro líquido das empresas. Finalmente, a continuidade do sistema de saúde não se encontra exclusivamente no setor saúde, mas se vincula principalmente ao sistema político. Depende muito do Poder Legislativo nas três esferas de governo, e devemos cobrar essa responsabilidade do parlamento e também do Poder Executivo. Não podemos continuar tolerando a situação vigente de descontinuidade e de apropriação das políticas pelos governos e sua transformação em moeda de troca nas negociações com os parlamentos.

Finalmente, registro que é tecnicamente possível desenvolver um projeto apontando as falhas estruturais do SUS da perspectiva dos médicos. Porém é preciso saber qual é a visão dos médicos acerca da saúde no Brasil. Inquirir sobre as suas demandas? Essa formulação precisa contemplar os interesses dos médicos. Como se organizará a produção de serviços? Esse sistema tem que atender aos interesses dos médicos e contemplar a capacidade do Estado na alocação de recursos. No entanto é fundamental que os médicos, através das suas entidades associativas, apresente um projeto que interesse à sociedade como um todo e se constitua em baluarte da desmercantilização da saúde e desse modo seja capaz de resgatar a essência da profissão médica, sintetizada na conjunção da técnica e da arte de curar e contribuir para manter a saúde da população.

Legislação e Normas Pertinentes ao SUS

Os direitos sociais e da saúde e as competências da União, Estados e Municípios relativas ao Sistema Único de Saúde, estão expressos no texto das Constituições da República, do Estado e da Lei nº 8.080 e 8.142/90.

O entendimento da legislação sanitária vigente, em seus aspectos maiores, é indispensável para que os participantes, delegados ou não, possam interferir nas discussões das plenárias e mesas, com pleno conhecimento de causa e dos direitos e deveres de todos.

Constituição da República Federativa do Brasil – 1988

TÍTULO VIII
DA ORDEM SOCIAL

CAPÍTULO I
DISPOSIÇÃO GERAL

Art. 193 – A ordem social tem como base o primado do trabalho, e como objetivo o bem-estar e a justiça sociais.

CAPÍTULO II
DA SEGURIDADE SOCIAL

SEÇÃO I
DISPOSIÇÕES GERAIS

Art. 194 – A seguridade social compreende um conjunto integrado de ações de iniciativa dos Poderes Públicos e da sociedade, destinadas a assegurar os direitos relativos à saúde, à previdência e à assistência social.
 Parágrafo único – Compete ao Poder Público, nos termos da lei, organizar a seguridade social, com base nos seguintes objetivos:
 I – universalidade da cobertura e do atendimento;
 II – uniformidade e equivalência dos benefícios e serviços às populações urbanas e rurais;
 III – seletividade e distributividade na prestação dos benefícios e serviços;
 IV – irredutibilidade do valor dos benefícios;
 V – eqüidade na forma de participação no custeio;
 VI – diversidade da base de financiamento;
 VII – caráter democrático e descentralizado da gestão administrativa, com a participação da comunidade, em especial de trabalhadores, empresários e aposentados.

Art. 195 – A seguridade social será financiada por toda a sociedade, de forma direta e indireta, nos termos da lei, mediante recursos provenientes dos orçamentos da União, dos Estados, do Distrito Federal e dos Municípios, e das seguintes contribuições sociais:

I – dos empregadores, incidente sobre a folha de salários, o faturamento e o lucro;

II – dos trabalhadores;

III – sobre a receita de concursos de prognósticos.

§ 1º – As receitas dos Estados, do Distrito Federal e dos Municípios destinadas à seguridade social constarão dos respectivos orçamentos, não integrando o orçamento da União.

§ 2º – A proposta de orçamento da seguridade social será elaborada de forma integrada pelos órgãos responsáveis pela saúde, previdência social e assistência social, tendo em vista as metas e as prioridades estabelecidas na lei de diretrizes orçamentárias, assegurada a cada área a gestão de seus recursos.

§ 3º – A pessoa jurídica em débito com o sistema da seguridade social, como estabelecido em lei, não poderá contratar com o Poder Público nem dele receber benefícios ou incentivos fiscais ou creditícios.

§ 4º – A lei poderá instituir outras fontes destinadas a garantir a manutenção ou expansão da seguridade social, obedecido o disposto no art. **154, I.**

§ 5º – Nenhum benefício ou serviço da seguridade so-cial poderá ser criado, majorado ou estendido sem a correspondente fonte de custeio total.

§ 6º – As contribuições sociais de que trata este artigo só poderão ser exigidas após decorridos noventa dias da data da publicação da lei que as houver instituído ou modificado, não se lhes aplicando o disposto no art. **150, III, "b".**

§ 7º – São isentas de contribuição para a seguridade social as entidades beneficentes de assistência social que atendam às exigências estabelecidas em lei.

§ 8º – O produtor, o parceiro, o meeiro e o arrendatário rurais e o pescador artesanal, bem como os respectivos cônjuges, que exerçam suas atividades em regime de economia familiar, sem empregados permanentes, contribuirão para a seguridade social mediante a aplicação de uma alíquota sobre o resultado da comercialização da produção e farão jus aos benefícios nos termos da lei.

SEÇÃO II
DA SAÚDE

Art. 196 – A saúde é direito de todos e dever do Estado, garantido mediante políticas sociais e econômicas que visem à redução do risco de doença e de outros agravos e ao acesso universal e igualitário às ações e serviços para sua promoção, proteção e recuperação.

Art. 197 – São de relevância pública as ações e serviços de saúde, cabendo ao Poder Público dispor, nos termos da lei, sobre sua regulamentação, fiscalização e controle, devendo sua execução ser feita diretamente ou através de terceiros e, também, por pessoa física ou jurídica de direito privado.

Art. 198 – As ações e serviços públicos de saúde integram uma rede regionalizada e hierarquizada e constituem um sistema único, organizado de acordo com as seguintes diretrizes:

I – descentralização, com direção única em cada esfera de governo;

II – atendimento integral, com prioridade para as atividades preventivas, sem prejuízo dos serviços assistenciais;

III – participação da comunidade.

Parágrafo único – O sistema único de saúde será financiado, nos termos do **art. 195**, com recursos do orçamento da seguridade social, da União, dos Estados, do Distrito Federal e dos Municípios, além de outras fontes.

Art. 199 – A assistência à saúde é livre à iniciativa privada.

§ 1º – As instituições privadas poderão participar de forma complementar do sistema único de saúde, segundo diretrizes deste, mediante contrato de direito público ou convênio, tendo preferência as entidades filantrópicas e as sem fins lucrativos.

§ 2º – É vedada a destinação de recursos públicos para auxílios ou subvenções às instituições privadas com fins lucrativos.

§ 3º – É vedada a participação direta ou indireta de empresas ou capitais estrangeiros na assistência à saúde no país, salvo nos casos previstos em lei.

§ 4º – A lei disporá sobre as condições e os requisitos que facilitem a remoção de órgãos, tecidos e substâncias humanas para fins de transplante, pesquisa e tratamento, bem como a coleta, processamento e transfusão de sangue e seus derivados, sendo vedado todo tipo de comercialização.

Art. 200 – Ao sistema único de saúde compete, além de outras atribuições, nos termos da lei:

I – controlar e fiscalizar procedimentos, produtos e substâncias de interesse para a saúde e participar da produção de medicamentos, equipamentos, imunobiológicos, hemoderivados e outros insumos;

II – executar as ações de vigilância sanitária e epidemiológica, bem como as de saúde do trabalhador;

III – ordenar a formação de recursos humanos na área de saúde;

IV – participar da formulação da política e da execução das ações de saneamento básico;

V – incrementar em sua área de atuação o desenvolvimento científico e tecnológico;

VI – fiscalizar e inspecionar alimentos, compreendido o controle de seu teor nutricional, bem como bebidas e águas para consumo humano;

VII – participar do controle e fiscalização da produção, transporte, guarda e utilização de substâncias e produtos psicoativos, tóxicos e radioativos;

VIII – colaborar na proteção do meio ambiente, nele compreendido o do trabalho.

SEÇÃO III
DA PREVIDÊNCIA SOCIAL

Art. 201 – Os planos de previdência social, mediante contribuição, atenderão, nos termos da lei, a:

I – cobertura dos eventos de doença, invalidez, morte, incluídos os resultantes de acidentes do trabalho, velhice e reclusão;

II – ajuda à manutenção dos dependentes dos segurados de baixa renda;

III – proteção à maternidade, especialmente à gestante;

IV – proteção ao trabalhador em situação de desemprego involuntário;

V – pensão por morte de segurado, homem ou mulher, ao cônjuge ou companheiro e dependentes, obedecido o disposto no § 5º e no art. 202.

§ 1º – Qualquer pessoa poderá participar dos benefícios da previdência social, mediante contribuição na forma dos planos previdenciários.

§ 2º – É assegurado o reajustamento dos benefícios para preservar-lhes, em caráter permanente, o valor real, conforme critérios definidos em lei.

§ 3º – Todos os salários de contribuição considerados no cálculo de benefício serão corrigidos monetariamente.

§ 4º – Os ganhos habituais do empregado a qualquer título serão incorporados ao salário para efeito de contribuição previdenciária e conseqüente repercussão em benefícios, nos casos e na forma da lei.

§ 5º – Nenhum benefício que substitua o salário de contribuição ou o rendimento do trabalho do segurado terá valor mensal inferior ao salário mínimo.

§ 6º – A gratificação natalina dos aposentados e pensionistas terá por base o valor dos proventos do mês de dezembro de cada ano.

§ 7º – A previdência social manterá seguro coletivo, de caráter complementar e facultativo, custeado por contribuições adicionais.

§ 8º – É vedado subvenção ou auxílio do Poder Público às entidades de previdência privada com fins lucrativos.

Art. 202 – É assegurada aposentadoria, nos termos da lei, calculando-se o benefício sobre a média dos trinta e seis últimos salários de contribuição, corrigidos monetariamente mês a mês. e comprovada a regularidade dos reajustes dos salários de contribuição de modo a preservar seus valores reais e obedecidas as seguintes condições:

I – aos sessenta e cinco anos de idade, para o homem, e aos sessenta, para a mulher, reduzido em cinco anos o limite de idade para os trabalhadores rurais de ambos os sexos e para os que exerçam suas atividades em regime de economia familiar, neste incluídos o produtor rural, o garimpeiro e o pescador artesanal;

II – após trinta e cinco anos de trabalho, ao homem, e, após trinta, à mulher, ou em tempo inferior, se sujeitos a trabalho sob condições especiais, que prejudiquem a saúde ou a integridade física, definidas em lei;

III – após trinta anos, ao professor, e, após vinte e cinco, à professora, por efetivo exercício de função de magistério.

§ 1º – É facultada aposentadoria proporcional, após trinta anos de trabalho, ao homem, e, após vinte e cinco, à mulher.

§ 2º – Para efeito de aposentadoria, é assegurada a contagem recíproca do tempo de contribuição na administração pública e na atividade privada, rural e urbana, hipótese em que os diversos sistemas de previdência social se compensarão financeiramente, segundo critérios estabelecidos em lei.

SEÇÃO IV
DA ASSISTÊNCIA SOCIAL

Art. 203 – A assistência social será prestada a quem dela necessitar, independentemente da contribuição à seguridade social, e tem por objetivos:

I – a proteção à família, à maternidade, à infância, à adolescência e à velhice;

II – o amparo às crianças e aos adolescentes carentes;

III – a promoção da integração ao mercado de trabalho;

IV – a habilitação e a reabilitação das pessoas portadoras de deficiência e a promoção de sua integração à vida comunitária;

V – a garantia de um salário mínimo de benefício mensal à pessoa portadora de deficiência e ao idoso que comprovem não possuir meios de prover à própria manutenção ou de tê-la provida por sua família, conforme dispuser a lei.

Art. 204 – As ações governamentais na área da assistência social serão realizadas com recursos do orçamento da seguridade social, previsto: no art. **195**, além de outras fontes, e organizadas com base nas seguintes diretrizes:

I – descentralização político-administrativa, cabendo a coordenação e as normas gerais à esfera federal e a coordenação e a execução dos respectivos programas às esferas estadual e municipal, bem como a entidades beneficentes e de assistência social;

II – participação da população, por meio de organizações representativas, na formulação das políticas e no controle das ações em todos os níveis.

Constituição do Estado de São Paulo – 1989

TÍTULO VII
DA ORDEM SOCIAL

CAPÍTULO I
DISPOSIÇÃO GERAL

Art. 217 – Ao Estado cumpre assegurar o bem-estar social, garantindo o pleno acesso aos bens e serviços essenciais ao desenvolvimento individual e coletivo.

CAPÍTULO II
DA SEGURIDADE SOCIAL

SEÇÃO I
DISPOSIÇÃO GERAL

Art. 218 – O Estado garantirá, em seu território, o planejamento e o desenvolvimento de ações que viabilizem, no âmbito de sua competência, os princípios de seguridade social previstos nos artigos 194 e 195 da Constituição Federal.

SEÇÃO II
DA SAÚDE

Art. 219 – A saúde é direito de todos e dever do Estado.
Parágrafo único – O Poder Público Estadual e Municipal garantirão o direito à saúde mediante:
1 – políticas sociais, econômicas e ambientais que visem ao bem-estar físico, mental e social do indivíduo e da coletividade e à redução do risco de doenças e outros agravos;

2 – acesso universal e igualitário às ações e ao serviço de saúde, em todos os níveis;

3 – direito à obtenção de informações e esclarecimentos de interesse da saúde individual e coletiva, assim como as atividades desenvolvidas pelo sistema;

4 – atendimento integral do indivíduo, abrangendo a promoção, preservação e recuperação de sua saúde.

Art. 220 – As ações e os serviços de saúde são de relevância pública, cabendo ao Poder Público dispor, nos termos da lei, sobre sua regulamentação, fiscalização e controle.

§ 1º – As ações e os serviços de preservação da saúde abrangem o ambiente natural, os locais públicos e de trabalho.

§ 2º – As ações e serviços de saúde serão realizados, preferencialmente, de forma direta, pelo Poder Público ou através de terceiros, e pela iniciativa privada.

§ 3º – A assistência à saúde é livre à iniciativa privada.

§ 4º – A participação do setor privado no sistema único de saúde efetivar-se-á segundo suas diretrizes, mediante convênio ou contrato de direito público, tendo preferência as entidades filantrópicas e as sem fins lucrativos.

§ 5º – As pessoas físicas e as pessoas jurídicas de direito privado, quando participarem do sistema único de saúde, ficam sujeitas às suas diretrizes e às normas administrativas incidentes sobre o objeto de convênio ou de contrato.

§ 6º – É vedada a destinação de recursos públicos para auxílio ou subvenções às instituições privadas com fins lucrativos.

Art. 221 – Os Conselhos Estaduais e Municipais de Saúde, que terão sua composição, organização e competência fixadas em lei, garantem a participação de representantes da comunidade, em especial, dos trabalhadores, entidades e prestadores de serviços da área de saúde, além do Poder Público, na elaboração e controle das políticas de saúde, bem como na formulação, fiscalização e acompanhamento do sistema único de saúde.

Art. 222 – As ações e os serviços de saúde executados e desenvolvidos pelos órgãos e instituições públicas estaduais e municipais, da administração direta, indireta e fundacional, constituem o sistema único de saúde, nos termos da Constituição Federal, que se organizará ao nível do Estado, de acordo com as seguintes diretrizes e bases:

I – descentralização com direção única no âmbito estadual e no de cada Município, sob a direção de um profissional de saúde;

II – municipalização dos recursos, serviços e ações de saúde, com estabelecimento em lei dos critérios de repasse das verbas oriundas das esferas federal e estadual;

III – integração das ações e serviços com base na regionalização e hierarquização do atendimento individual e coletivo, adequado às diversas realidades epidemiológicas;

IV – universalização da assistência de igual qualidade com instalação e acesso a todos os níveis, dos serviços de saúde à população urbana e rural;

V – gratuidade dos serviços prestados, vedada a cobrança de despesas e taxas, sob qualquer título.

Art. 223 – Compete ao sistema único de saúde, aos termos da lei, além de outras atribuições:

I – a assistência integral à saúde, respeitadas as necessidades específicas de todos os segmentos da população;

II – a identificação e o controle dos fatores determinantes e condicionantes da saúde individual e coletiva, mediante, especialmente, ações referentes à:
a) vigilância sanitária;
b) vigilância epidemiológica;
c) saúde do trabalhador;
d) saúde do idoso;
e) saúde da mulher;
f) saúde da criança e do adolescente;
g) saúde dos portadores de deficiências;

III – a implementação dos planos estaduais de saúde e de alimentação e nutrição, em termos de prioridades e estratégias regionais, em consonância com os Planos Nacionais;

IV – a participação na formulação da política e na execução das ações de saneamento básico;

V – a organização, fiscalização e controle da produção e distribuição dos componentes farmacêuticos básicos, medicamentos, produtos químicos, biotecnológicos, imunobiológicos, hemoderivados e outros de interesse para a saúde, facilitando à população, o acesso a eles:

VI – a colaboração na proteção do meio ambiente, incluindo do trabalho, atuando em relação ao processo produtivo para garantir:

a) o acesso dos trabalhadores às informações referentes a atividades que comportem riscos à saúde e a métodos de controle, bem como aos resultados das avaliações realizadas.

b) a adoção de medidas preventivas de acidentes e de doenças do trabalho;

VII – a participação no controle e fiscalização da produção, armazenamento, transporte, guarda e utilização de substâncias de produtos psicoativos, tóxicos e teratogênicos;

VIII – a adoção de política de recursos humanos em saúde e na capacitação, formação e valorização de profissionais da área, no sentido de propiciar melhor adequação às necessidades específicas do Estado e de suas regiões e ainda àqueles segmentos da população cujas particularidades requerem atenção especial, de forma a aprimorar a prestação de assistência integral;

IX – a implantação de atendimento integral aos portadores de deficiências, de caráter regionalizado, descentralizado e hierarquizado em níveis de complexidade crescente, abrangendo desde a atenção primária, secundária e terciária de saúde, até o fornecimento de todos os equipamentos necessários à sua integração social;

X – a garantia do direito à auto-regulação da fertilidade como livre decisão do homem, da mulher ou do casal, tanto para exercer a procriação como para evitá-la, provendo por meios educacionais, científicos e assistenciais para assegurá-lo, vedada qualquer forma coercitiva ou de indução por parte de instituições públicas ou privadas.

XI – a revisão do Código Sanitário Estadual a cada cinco anos.

XII – a fiscalização e controle do equipamento e aparelhagem utilizados no sistema de saúde, na forma da lei.

Art. 224 – Cabe à rede pública de saúde, pelo seu corpo clínico especializado, prestar o atendimento médico para a prática do aborto nos casos excludentes de antijuridicidade, previstos na legislação penal.

Art. 225 – O Estado criará banco de órgãos, tecidos e substâncias humanas.

§ 1º – A lei disporá sobre as condições e requisitos que facilitem a remoção de órgão, tecidos e substâncias humanas, para fins de transplante, obedecendo-se à ordem cronológica da lista de receptores e respeitando-se, rigorosamente, as urgências médicas, pesquisa e tratamento, bem como a coleta, processamento e transfusão de sangue e seus derivados, sendo vedado todo tipo de comercialização.

§ 2º – A notificação, em caráter de emergência, em todos os casos de morte encefálica comprovada, tanto para hospital público, como para a rede privada, aos limites do Estado, é obrigatória.

§ 3º – Cabe ao Poder Público providenciar recursos e condições para receber as notificações que deverão ser feitas em caráter de emergência, para atender ao disposto nos §§ 1º e 2º.

Art. 226 – É vedada a nomeação ou designação, para cargo ou função de chefia ou assessoramento na área de saúde, em qualquer nível, de pessoa que participe de direção, gerência ou administração de entidades que mantenham contratos ou convênios com o sistema único de saúde, a nível estadual, ou sejam por ele credenciadas.

Art. 227 – O Estado incentivará e auxiliará os Órgãos Públicos e entidades filantrópicas de estudos, pesquisa e combate ao câncer, constituídos na forma da lei, respeitando a sua autonomia e independência de atuação científica.

Art. 228 – O Estado regulamentará, em seu território, todo processo de coleta e percurso de sangue.

Art. 229 – Compete à autoridade estadual, de ofício ou mediante denúncia de risco à saúde, proceder à avaliação das fontes de risco no ambiente de trabalho, e determinar a adoção das devidas providências para que cessem os motivos que lhe deram causa.

§ 1º – Ao sindicato de trabalhadores, ou a representante que designar, é garantido requerer a interdição de máquina, de setor de serviço ou de todo ambiente de trabalho, quando houver exposição a risco iminente para a vida ou a saúde dos empregados.

§ 2º – Em condições de risco grave ou iminente no local de trabalho, será lícito ao empregado interromper suas atividades, sem prejuízo de quaisquer direitos, até a eliminação do risco.

§ 3º – O Estado atuará para garantir a saúde e a segurança dos empregados nos ambientes de trabalho.

§ 4º – É assegurada a cooperação dos sindicatos de trabalhadores nas ações de vigilância sanitária desenvolvidas no local de trabalho.

Art. 230 – O Estado garantirá o funcionamento de unidades terapêuticas para recuperação de usuários de substâncias que geram dependência física ou psíquica, resguardado o direito de livre adesão dos pacientes, salvo ordem judicial.

Art. 231 – Assegurar-se-á ao paciente, internado em hospitais da rede pública ou privada, a faculdade de ser assistido religiosa e espiritualmente, por ministro de culto religioso.

SEÇÃO III
DA PROMOÇÃO SOCIAL

Art. 232 – As ações do Poder Público, por meio de programas e projetos na área de promoção social, serão organizadas, elaboradas, executadas e acompanhadas com base nos seguintes princípios:

I – participação da comunidade;

II – descentralização administrativa, respeitada a legislação federal, cabendo a coordenação e execução de programas às esferas estadual e municipal, considerados os Municípios e as comunidades como instâncias básicas para o atendimento e realização dos programas;

III – integração das ações dos órgãos e entidades da administração em geral, compatibilizando programas e recursos e evitando a duplicidade de atendimento entre as esferas estadual e municipal.

Art. 233 – As ações governamentais e os programas de assistência social, pela sua natureza emergencial e compensatória, não deverão prevalecer sobre a formulação e aplicação de políticas sociais básicas nas áreas de saúde, educação, abastecimento, transporte e alimentação.

Art. 234 – O Estado subvencionará os programas desenvolvidos pelas entidades assistenciais filantrópicas e sem fins lucrativos, com especial atenção às que se dediquem à assistência aos portadores de deficiências, conforme critérios definidos em lei, desde que cumpridas as exigências de fins dos serviços de assistência social a serem prestados.
Parágrafo único. Compete ao Estado a fiscalização dos serviços prestados pelas entidades citadas no "caput" deste artigo.

Art. 235 – É vedada a distribuição de recursos públicos, na área de assistência social, diretamente ou por indicação e sugestão ao órgão competente, por ocupantes de cargos eletivos.

Art. 236 – O Estado criará o Conselho Estadual de Promoção Social, cuja composição, funções e regulamentos serão definidos em lei.

Lei nº 8.080 – de 19 de setembro de 1990

Dispõe sobre as condições para a promoção, proteção e recuperação da saúde, a organização e o funcionamento dos serviços correspondentes, e dá outras providências.

O Presidente da República.

Faço saber que o Congresso Nacional decreta e eu sanciono a seguinte Lei:

DISPOSIÇÃO PRELIMINAR

Art. 1 – Esta Lei regula, em todo o Território Nacional, as ações e serviços de saúde, executados isolada ou conjuntamente, em caráter permanente ou eventual, por pessoas naturais ou jurídicas de direito público ou privado.

TÍTULO I
DAS DISPOSIÇÕES GERAIS

Art. 2 – A saúde é um direito fundamental do ser humano, devendo o Estado prover as condições indispensáveis ao seu pleno exercício.

§ 1º – O dever do Estado de garantir a saúde consiste na formulação e execução de políticas econômicas e sociais que visem à redução de riscos de doenças e de outros agravos e no estabelecimento de condições que assegurem acesso universal e igualitário às ações e aos serviços para a sua promoção, proteção e recuperação.

§ 2º – O dever do Estado não exclui o das pessoas, da família, das empresas e da sociedade.

Art. 3 – A saúde tem como fatores determinantes e condicionantes, entre outros, a alimentação, a moradia, o saneamento básico, o meio ambiente, o trabalho, a renda, a educação, o transporte, o lazer e o acesso aos bens e serviços essenciais; os níveis de saúde da população expressam a organização social e econômica do país.

Parágrafo único. Dizem respeito também à saúde as ações que, por força do disposto no artigo anterior, se destinam a garantir às pessoas e à coletividade condições de bem-estar físico, mental e social.

TÍTULO II
DO SISTEMA ÚNICO DE SAÚDE
DISPOSIÇÃO PRELIMINAR

Art. 4 – O conjunto de ações e serviços de saúde, prestados por órgãos e instituições públicas federais, estaduais e municipais, da Administração Direta e Indireta e das fundações mantidas pelo Poder Público, constitui o Sistema Único de Saúde – SUS.

§ 1º – Estão incluídas no disposto neste artigo as instituições públicas federais, estaduais e municipais de controle de qualidade, pesquisa e produção de insumos, medicamentos, inclusive de sangue e hemoderivados, e de equipamentos para saúde.

§ 2º – A iniciativa privada poderá participar do Sistema Único de Saúde – SUS, em caráter complementar.

CAPÍTULO I
DOS OBJETIVOS E ATRIBUIÇÕES

Art. 5 – São objetivos do Sistema Único de Saúde – SUS:

I – a identificação e divulgação dos fatores condicionantes e determinantes da saúde;

II – a formulação de política de saúde destinada a promover, nos campos econômico e social, a observância do disposto no § 1º, do artigo 2º desta Lei;

III – a assistência às pessoas por intermédio de ações de promoção, proteção e recuperação da saúde, com a realização integrada das ações assistenciais e das atividades preventivas.

Art. 6 – Estão incluídas ainda no campo de atuação do Sistema Único de Saúde – SUS:

I – a execução de ações:
a) de vigilância sanitária;

b) de vigilância epidemiológica;
c) de saúde do trabalhador; e
d) de assistência terapêutica integral, inclusive farmacêutica.

II – a participação na formulação da política e na execução de ações de saneamento básico;

III – a ordenação da formação de recursos humanos na área de saúde;

IV – a vigilância nutricional e a orientação alimentar;

V – a colaboração na proteção do meio ambiente, nele compreendido o do trabalho;

VI – a formulação da política de medicamentos, equipamentos, imunobiológicos e outros insumos de interesse para a saúde e a participação na sua produção;

VII – o controle e a fiscalização de serviços, produtos e substâncias de interesse para a saúde;

VIII – a fiscalização e a inspeção de alimentos, água e bebidas para consumo humano;

IX – a participação no controle e na fiscalização da produção, transporte, guarda e utilização de substâncias e produtos psicoativos, tóxicos e radioativos;

X – o incremento, em sua área de atuação, do desenvolvimento científico e tecnológico;

XI – a formulação e execução da política de sangue e seus derivados.

§ 1º – Entende-se por vigilância sanitária um conjunto de ações capaz de eliminar, diminuir ou prevenir riscos à saúde e de intervir nos problemas sanitários decorrentes do meio ambiente, da produção e circulação de bens e da prestação de serviços de interesse da saúde, abrangendo:

I – o controle de bens de consumo que, direta ou indiretamente, se relacionem com a saúde, compreendidas todas as etapas e processos, da produção ao consumo; e

II – o controle da prestação de serviços que se relacionam direta ou indiretamente com a saúde.

§ 2º – Entende-se por vigilância epidemiológica um conjunto de ações que proporcionam o conhecimento, a detecção ou prevenção de qualquer mudança nos fatores determinantes e condicionantes de saúde individual ou coletiva, com a finalidade de recomendar e adotar as medidas de prevenção e controle das doenças ou agravos.

§ 3º – Entende-se por saúde do trabalhador, para fins desta lei, um conjunto de atividades que se destina, através das ações de vigilância epidemiológica e vigilância sanitária, à promoção e proteção da saúde dos trabalhadores, assim como visa à recuperação e reabilitação da saúde dos trabalhadores submetidos aos riscos e agravos advindos das condições de trabalho, abrangendo:

I – assistência ao trabalhador vítima de acidente de trabalho ou portador de doença profissional e do trabalho;

II – participação, no âmbito de competência do Sistema Único de Saúde – SUS, em estudos, pesquisas, avaliação e controle dos riscos e agravos potenciais à saúde existentes no processo de trabalho;

III – participação, no âmbito de competência do Sistema Único de Saúde – SUS, da normalização, fiscalização e controle das condições de produção, extração, armazenamento, transporte, distribuição e manuseio de substâncias, de produtos, de máquinas e de equipamentos que apresentam riscos à saúde do trabalhador;

IV – avaliação do impacto que as tecnologias provocam à saúde;

V – informação ao trabalhador e à sua respectiva entidade sindical e às empresas sobre os riscos de acidente de trabalho, doença profissional e do trabalho, bem como os resultados de fiscalizações, avaliações ambientais e exames de saúde, de admissão, periódicos é de demissão, respeitados os preceitos da ética profissional;

VI – participação na normalização, fiscalização e controle dos serviços de saúde do trabalhador nas instituições e empresas públicas e privadas;

VII – revisão periódica da listagem oficial de doenças originadas no processo de trabalho, tendo na sua elaboração a colaboração das entidades sindicais; e

VIII – a garantia ao sindicato dos trabalhadores de requerer ao órgão competente a interdição de máquina, de setor de serviço ou de todo o ambiente de trabalho, quando houver exposição a risco iminente para a vida ou saúde dos trabalhadores.

CAPÍTULO II
DOS PRINCÍPIOS E DIRETRIZES

Art. 7 – As ações e serviços públicos de saúde e os serviços privados contratados ou conveniados que integram o Sistema Único de Saúde – SUS são desenvolvidos de acordo com as diretrizes previstas no artigo 198 da Constituição Federal, obedecendo ainda aos seguintes princípios:

I – universalidade de acesso aos serviços de saúde em todos os níveis de assistência;

II – integralidade de assistência, entendida como um conjunto articulado e contínuo das ações e serviços preventivos e curativos, individuais e coletivos, exigidos para cada caso em todos os níveis de complexidade do sistema;

III – preservação da autonomia das pessoas na defesa de sua integridade física e moral;

IV – igualdade da assistência à saúde, sem preconceitos ou privilégios de qualquer espécie;

V – direito à informação, às pessoas assistidas, sobre sua saúde;

VI – divulgação de informações quanto ao potencial dos serviços de saúde e a sua utilização pelo usuário;

VII – utilização da epidemiologia para o estabelecimento de prioridades, a alocação de recursos e a orientação programática;

VIII – participação da comunidade;

IX – descentralização político-administrativa, com direção única em cada esfera de governo:

a) ênfase na descentralização dos serviços para os municípios;

b) regionalização e hierarquização da rede de serviços de saúde.

X – integração em nível executivo das ações de saúde, meio ambiente e saneamento básico:

XI – conjugação dos recursos financeiros, tecnológicos, materiais e humanos da União, dos Estados, do Distrito Federal e dos Municípios na prestação de serviços de assistência à saúde da população;

XII – capacidade de resolução dos serviços em todos os níveis de assistência; e

XIII – organização dos serviços públicos de modo a evitar duplicidade de meios para fins idênticos.

CAPÍTULO III
DA ORGANIZAÇÃO, DA DIREÇÃO E DA GESTÃO

Art. 8 – As ações e os serviços de saúde, executados pelo Sistema Único de Saúde – SUS, seja diretamente ou mediante participação complementar da iniciativa privada, serão organizados de forma regionalizada e hierarquizada em níveis de complexidade crescente.

Art. 9 – A direção do Sistema Único de Saúde – SUS é única, de acordo com o inciso I, do artigo 198, da Constituição Federal, sendo exercida em cada esfera de governo pelos seguintes órgãos:

I – no âmbito da União, pelo Ministério da Saúde;

II – no âmbito dos Estados e do Distrito Federal, pela respectiva Secretaria de Saúde ou órgão equivalente; e

III – no âmbito dos Municípios, pela respectiva Secretaria de Saúde ou órgão equivalente.

Art. 10 – Os municípios poderão constituir consórcios para desenvolver em conjunto as ações e os serviços de saúde que lhes correspondam.

§ 1º – Aplica-se aos consórcios administrativos intermunicipais o princípio da direção única, e os respectivos atos constitutivos disporão sobre sua observância.

§ 2º – No nível municipal, o Sistema Único de Saúde – SUS poderá organizar-se em distritos de forma a integrar e articular recursos, técnicas e práticas voltadas para a cobertura total das ações de saúde.

Art. 11 – (Vetado).

Art. 12 – Serão criadas Comissões Intersetoriais de âmbito nacional, subordinadas ao Conselho Nacional de Saúde, integradas pelos Ministérios e órgãos competentes e por entidades representativas da sociedade civil.

Parágrafo único. As Comissões Intersetoriais terão a finalidade de articular políticas e programas de interesse para a saúde, cuja execução envolva áreas não compreendidas no âmbito do Sistema Único de Saúde – SUS.

Art. 13 – A articulação das políticas e programas, a cargo das Comissões Intersetoriais, abrangerá, em especial, as seguintes atividades:

I – alimentação e nutrição;
II – saneamento e meio ambiente;
III – vigilância sanitária e farmacoepidemiologia;
IV – recursos humanos;
V – ciência e tecnologia; e
VI – saúde do trabalhador.

Art. 14 – Deverão ser criadas Comissões Permanentes de integração entre os serviços de saúde e as instituições de ensino profissional e superior.

Parágrafo único. Cada uma dessas Comissões terá por finalidade propor prioridades, métodos e estratégias para a formação e educação continuada dos recursos humanos do Sistema Único de Saúde – SUS, na esfera correspondente, assim como em relação à pesquisa e à cooperação técnica entre essas instituições.

CAPÍTULO IV
DA COMPETÊNCIA E DAS ATRIBUIÇÕES

SEÇÃO I
DAS ATRIBUIÇÕES COMUNS

Art. 15 – A União, os Estados, o Distrito Federal e os Municípios exercerão, em seu âmbito administrativo, as seguintes atribuições:

I – definição das instâncias e mecanismos de controle, avaliação e de fiscalização das ações e serviços de saúde;

II – administração dos recursos orçamentários e financeiros destinados, em cada ano, à saúde;

III – acompanhamento, avaliação e divulgação do nível de saúde da população e das condições ambientais;

IV – organização e coordenação do sistema de informação em saúde;

V – elaboração de normas técnicas e estabelecimento de padrões de qualidade e parâmetros de custos que caracterizam a assistência à saúde;

VI – elaboração de normas técnicas e estabelecimento de padrões de qualidade para promoção da saúde do trabalhador;

VII – participação de formulação da política e da execução das ações de saneamento básico e colaboração na proteção e recuperação do meio ambiente;

VIII – elaboração e atualização periódica do plano de saúde;

IX – participação na formulação e na execução da política de formação e desenvolvimento de recursos humanos para a saúde;

X – elaboração da proposta orçamentária do Sistema Único de Saúde – SUS, de conformidade com o plano de saúde;

XI – elaboração de normas para regular as atividades de serviços privados de saúde, tendo em vista a sua relevância pública;

XII – realização de operações externas de natureza financeira de interesse da saúde, autorizadas pelo Senado Federal;

XIII – para atendimento de necessidades coletivas, urgentes e transitórias, decorrentes de situações de perigo iminente, de calamidade pública ou de irrupção de epidemias, a autoridade competente da esfera administrativa correspondente poderá requisitar bens e serviços, tanto de pessoas naturais como de jurídicas, sendo-lhes assegurada justa indenização;

XIV – implementar o Sistema Nacional de Sangue, Componentes e Derivados;

XV – propor a celebração de convênios, acordos e protocolos internacionais relativos à saúde, saneamento e meio ambiente;

XVI – elaborar normas técnico-científicas de promoção, proteção e recuperação da saúde;

XVII – promover articulação com os órgãos de fiscalização do exercício profissional e outras entidades representativas da sociedade civil para a definição e controle dos padrões éticos para pesquisas, ações e serviços de saúde;

XVIII – promover a articulação da política e dos planos de saúde;

XIX – realizar pesquisas e estudos na área de saúde;
XX – definir as instâncias e mecanismos de controle e fiscalização inerentes ao poder de polícia sanitária;
XXI – fomentar, coordenar e executar programas e projetos estratégicos e de atendimento emergencial.

SEÇÃO II
DA COMPETÊNCIA

Art. 16 – À direção nacional do Sistema Único de Saúde – SUS compete:

I – formular, avaliar e apoiar políticas de alimentação e nutrição;

II – participar na formulação e na implementação das políticas:

a) de controle das agressões ao meio ambiente;
b) de saneamento básico; e
c) relativas às condições e aos ambientes de trabalho.

III – definir e coordenar os sistemas:

a) de redes integradas de assistência de alta complexidade;
b) de rede de laboratórios de saúde pública;
c) de vigilância epidemiológica; e
d) vigilância sanitária.

IV – participar da definição de normas e mecanismos de controle, com órgãos afins, de agravo sobre o meio ambiente ou dele decorrentes, que tenham repercussão na saúde humana;

V – participar da definição de normas, critérios e padrões para o controle das condições e dos ambientes de trabalho e coordenar a política de saúde do trabalhador;

VI – coordenar e participar na execução das ações de vigilância epidemiológica;

VII – estabelecer normas e executar a vigilância sanitária de portos, aeroportos e fronteiras, podendo a execução ser complementada pelos Estados, Distrito Federal e Municípios;

VIII – estabelecer critérios, parâmetros e métodos para o controle da qualidade sanitária de produtos, substâncias e serviços de consumo e uso humano;

IX – promover articulação com os órgãos educacionais e de fiscalização do exercício profissional, bem como com entidades representativas de formação de recursos humanos na área de saúde;

X – formular, avaliar, elaborar normas e participar na execução da política nacional e produção de insumos e equipamentos para a saúde, em articulação com os demais órgãos governamentais;

XI – identificar os serviços estaduais e municipais de referência nacional para o estabelecimento de padrões técnicos de assistência à saúde;

XII – controlar e fiscalizar procedimentos, produtos e substâncias de interesse para a saúde;

XIII – prestar cooperação técnica e financeira aos Estados, ao Distrito Federal e aos Municípios para o aperfeiçoamento da sua atuação institucional;

XIV – elaborar normas para regular as relações entre o Sistema Único de Saúde – SUS e os serviços privados contratados de assistência à saúde;

XV – promover a descentralização, para as Unidades Federadas e para os Municípios, dos serviços e ações de saúde, respectivamente, de abrangência estadual e municipal;

XVI – normatizar e coordenar nacionalmente o Sistema Nacional de Sangue, Componentes e Derivados;

XVII – acompanhar, controlar e avaliar as ações e os serviços de saúde, respeitadas as competências estaduais e municipais;

XVIII – elaborar o Planejamento Estratégico Nacional no âmbito do SUS, em cooperação técnica com os Estados, Municípios e Distrito Federal;

XIX – estabelecer o Sistema Nacional de Auditoria e coordenar a avaliação técnica e financeira dos SUS em todo o Território Nacional, em cooperação técnica com os Estados, Municípios e Distrito Federal.

Parágrafo único. A União poderá executar ações de vigilância epidemiológica e sanitária em circunstâncias especiais, como na ocorrência de agravos inusitados à saúde, que possam escapar do controle da direção estadual do Sistema Único de Saúde – SUS ou que representem risco de disseminação nacional.

Art. 17 – À direção estadual do Sistema Único de Saúde – SUS compete:

I – promover a descentralização para os Municípios dos serviços e de ações de saúde;

II – acompanhar, controlar e avaliar as redes hierarquizadas do Sistema Único de Saúde SUS;

III – prestar apoio técnico e financeiro aos Municípios e executar supletivamente ações e serviços de saúde;

IV – coordenar e, em caráter complementar, executar ações e serviços:

a) de vigilância epidemiológica;
b) de vigilância sanitária;
c) de alimentação e nutrição; e
d) de saúde do trabalhador.

V – participar, com os órgãos afins, do controle dos agravos do meio ambiente que tenham repercussão na saúde humana;

VI – participar da formulação da política e da execução de ações de saneamento básico;

VII – participar das ações de controle e avaliação das condições e dos ambientes de trabalho;

VIII – em caráter suplementar, formular, executar, acompanhar e avaliar a política de insumos e equipamentos para a saúde;

IX – identificar estabelecimentos hospitalares de referência e gerir sistemas públicos de alta complexidade, de referência estadual e regional;

X – coordenar a rede estadual de laboratórios de saúde pública e hemocentros, e gerir as unidades que permaneçam em sua organização administrativa;

XI – estabelecer normas, em caráter suplementar, para controle e avaliação das ações e serviços de saúde;

XII – formular normas e estabelecer padrões, em caráter suplementar, de procedimentos de controle de qualidade para produtos e substâncias de consumo humano;

XIII – colaborar com a União na execução da vigilância sanitária de portos, aeroportos e fronteiras;

XIV – o acompanhamento, a avaliação e divulgação dos indicadores de morbidade e mortalidade no âmbito da Unidade Federada.

Art. 18 – À direção municipal do Sistema Único de Saúde – SUS compete:

I – planejar, organizar, controlar e avaliar as ações e os serviços de saúde e gerir e executar os serviços públicos de saúde;

II – participar do planejamento, programação e organização da rede regionalizada e hierarquizada do Sistema Único de Saúde – SUS, em articulação com sua direção estadual;

III – participar da execução, controle e avaliação das ações referentes às condições e aos ambientes de trabalho;

IV – executar serviços:

a) de vigilância epidemiológica;

b) de vigilância sanitária;

c) de alimentação e nutrição;

d) de saneamento básico; e

e) de saúde do trabalhador.

V – dar execução, no âmbito municipal, à política de insumos e equipamentos para a saúde;

VI – colaborar na fiscalização das agressões ao meio ambiente que tenham repercussão sobre a saúde humana e atuar, junto aos órgãos municipais, estaduais e federais competentes, para controlá-las;

VII – formar consórcios administrativos intermunicipais;

VIII – gerir laboratórios públicos de saúde e hemocentros;

IX – colaborar com a União e os Estados na execução da vigilância sanitária de portos, aeroportos e fronteiras;

X – observado o disposto no artigo 26 desta Lei, celebrar contratos e convênios com entidades prestadoras de serviços privados de saúde, bem como controlar e avaliar sua execução;

XI – controlar e fiscalizar os procedimentos dos serviços privados de saúde;

XII – normatizar complementarmente as ações e serviços públicos de saúde no seu âmbito de atuação.

Art. 19 – Ao Distrito Federal competem as atribuições reservadas aos Estados e aos Municípios.

TÍTULO III
DOS SERVIÇOS PRIVADOS DE ASSISTÊNCIA À SAÚDE

CAPÍTULO I
DO FUNCIONAMENTO

Art. 20 – Os serviços privados de assistência à saúde caracterizam-se pela atuação, por iniciativa própria, de profissionais liberais, legalmente habilitados, e de pessoas jurídicas de direito privado na promoção, proteção e recuperação da saúde.

Art. 21 – A assistência à saúde é livre á iniciativa privada.

Art. 22 – Na prestação de serviços privados de assistência à saúde, serão observados os princípios éticos e as normas expedidas pelo órgão de direção do Sistema Único de Saúde – SUS quanto às condições para seu funcionamento.

Art. 23 – É vedada a participação direta ou indireta de empresas ou de capitais estrangeiros na assistência à saúde, salvo através de doações de organismos internacionais vinculados à Organização das Nações Unidas, de entidade de cooperação técnica e de financiamento e empréstimos.

§ 1º – Em qualquer caso é obrigatória a autorização do órgão de direção nacional do Sistema Único de Saúde – SUS, submetendo-se a seu controle as atividades que forem desenvolvidas e os instrumentos que forem firmados.

§ 2º – Executam-se do disposto neste artigo os serviços de saúde mantidos, sem finalidade lucrativa, por empresas, para atendimento de seus empregados e dependentes, sem qualquer ônus para a seguridade social.

CAPÍTULO II
DA PARTICIPAÇÃO COMPLEMENTAR

Art. 24 – Quando as suas disponibilidades forem insuficientes para garantir a cobertura assistencial à população de uma determinada área, o Sistema Único de Saúde – SUS poderá recorrer aos serviços ofertados pela iniciativa privada.

Parágrafo único. A participação complementar dos serviços privados será formalizada mediante contrato ou convênio, observadas, a respeito, as normas de direito público.

Art. 25 – Na hipótese do artigo anterior, as entidades filantrópicas e as sem fins lucrativos terão preferência para participar do Sistema Único de Saúde – SUS.

Art. 26 – Os critérios e valores para a remuneração de serviços e os parâmetros de cobertura assistencial serão estabelecidos pela direção nacional do Sistema Único de Saúde – SUS, aprovados no Conselho Nacional de Saúde.

§ 1º – Na fixação dos critérios, valores, formas de reajuste e de pagamento da remuneração aludida neste artigo, a direção nacional do Sistema Único de Saúde – SUS deverá fundamentar seu ato em demonstrativo econômico-financeiro que garanta a efetiva qualidade de execução dos serviços contratados.

§ 2º – Os serviços contratados submeter-se-ão às normas técnicas e administrativas e aos princípios e diretrizes do Sistema Único de Saúde – SUS, mantido o equilíbrio econômico e financeiro do contrato.

§ 3º – (Vetado).

§ 4º – Aos proprietários, administradores e dirigentes de entidades ou serviços contratados é vedado exercer cargo de chefia ou função de confiança no Sistema Único de Saúde – SUS.

TÍTULO IV
DOS RECURSOS HUMANOS

Art. 27 – A política de recursos humanos na área da saúde será formalizada e executada, articuladamente, pelas diferentes esferas de governo, em cumprimento dos seguintes objetivos:

I – organização de um sistema de formação de recursos humanos em todos os níveis de ensino, inclusive de pós-graduação, além da elaboração de programas de permanente aperfeiçoamento de pessoal;

II – (Vetado);

III – (Vetado);

IV – valorização da dedicação exclusiva aos serviços do Sistema Único de Saúde – SUS.

Parágrafo único. Os serviços públicos que integram o Sistema Único de Saúde – SUS constituem campo de prática para ensino e pesquisa, mediante normas específicas, elaboradas conjuntamente com o sistema educacional.

Art. 28 – Os cargos e funções de chefia, direção e assessoramento, no âmbito do Sistema Único de Saúde – SUS, só poderão ser exercidos em regime de tempo integral.

§ 1º – Os servidores que legalmente acumulam 2 (dois) cargos ou empregos poderão exercer suas atividades em mais de um estabelecimento do Sistema Único de Saúde – SUS.

§ 2º – O disposto no parágrafo anterior aplica-se também aos servidores em regime de tempo integral, com exceção dos ocupantes de cargos ou funções de chefia, direção ou assessoramento.

Art. 29 – (Vetado).

Art. 30 – As especializações na forma de treinamento em serviços sob supervisão serão regulamentadas por Comissão Nacional, instituída de acordo com o artigo 12 desta Lei, garantida a participação das entidades profissionais correspondentes.

TÍTULO V
DO FINANCIAMENTO

CAPÍTULO I
DOS RECURSOS

Art. 31 – O orçamento da seguridade social destinará ao Sistema Único de Saúde – SUS de acordo com a receita estimada, os recursos necessários à realização de suas finalidades, previstos em proposta elaborada pela sua direção nacional, com a participação dos órgãos de Previdência Social e da Assistência Social, tendo em vista as metas e prioridades estabelecidas na Lei de Diretrizes Orçamentárias.

Art. 32 – São considerados de outras fontes os recursos provenientes de:

I – (Vetado);

II – serviços que possam ser prestados sem prejuízo da assistência á saúde;

III – ajuda, contribuições, doações e donativos;

IV – alienações patrimoniais e rendimentos de capital;

V – taxas, multas, emolumentos e preços públicos arrecadados no âmbito do Sistema Único de Saúde – SUS; e

VI – rendas eventuais, inclusive comerciais e industriais.

§ 1º – Ao Sistema Único de Saúde – SUS caberá metade da receita de que trata o inciso I deste artigo, apurada mensalmente, a qual será destinada à recuperação de viciados.

§ 2º – As receitas geradas no âmbito do Sistema Único de Saúde – SUS serão creditadas diretamente em contas especiais, movimentadas pela sua direção, na esfera de poder onde forem arrecadadas.

§ 3º – As ações de saneamento que venham a ser executadas supletivamente pelo Sistema Único de Saúde – SUS serão financiadas por recursos tarifários específicos e outros da União, Estados, Distrito Federal, Municípios e, em particular, do Sistema Financeiro da Habitação – SFH.

§ 4º – (Vetado).

§ 5º – As atividades de pesquisa e desenvolvimento científico e tecnológico em saúde serão co-financiadas pelo Sistema Único de Saúde – SUS, pelas universidades e pelo orçamento fiscal, além de recursos de instituições de fomento e financiamento ou de origem externa e receita própria das instituições executoras.

§ 6º – (Vetado).

CAPÍTULO II
DA GESTÃO FINANCEIRA

Art. 33 – Os recursos financeiros do Sistema Único de Saúde – SUS serão depositados em conta especial, em cada esfera de sua atuação, e movimentados sob fiscalização dos respectivos Conselhos de Saúde.

§ 1º – Na esfera federal, os recursos financeiros, originários do Orçamento da Seguridade Social, de outros Orçamentos da União, além de outras fontes, serão administrados pelo Ministério da Saúde, através do Fundo Nacional de Saúde.

§ 2º – (Vetado).

§ 3º – (Vetado).

§ 4º – O Ministério da Saúde acompanhará, através de seu sistema de auditoria, a conformidade à programação aprovada da aplicação dos recursos repassados a

Estados e Municípios. Constatada a malversação, desvio ou não-aplicação dos recursos, caberá ao Ministério da Saúde aplicar as medidas previstas em lei.

Art. 34 – As autoridades responsáveis pela distribuição da receita efetivamente arrecadada transferirão automaticamente ao Fundo Nacional de Saúde – FNS, observado o critério do parágrafo único deste artigo, os recursos financeiros correspondentes às dotações consignadas no Orçamento da Seguridade Social, a projetos e atividades a serem executados no âmbito do Sistema Único de Saúde – SUS.

Parágrafo único. Na distribuição dos recursos financeiros da Seguridade Social será observada a mesma proporção da despesa prevista de cada área, no Orçamento da Seguridade Social.

Art. 35 – Para o estabelecimento de valores a serem transferidos a Estados, Distrito Federal e Municípios, será utilizada a combinação dos seguintes critérios, segundo análise técnica de programas e projetos:

I – perfil demográfico da região;

II – perfil epidemiológico da população a ser coberta;

III – características quantitativas e qualitativas da rede de saúde na área;

IV – desempenho técnico, econômico e financeiro no período anterior;

V – níveis de participação do setor saúde nos orçamentos estaduais e municipais;

VI – previsão do plano qüinqüenal de investimentos da rede;

VII – ressarcimento do atendimento a serviços prestados para outras esferas de governo.

§ 1º – Metade dos recursos destinados a Estados e Municípios será distribuída, segundo o quociente de sua divisão pelo número de habitantes, independentemente de qualquer procedimento prévio.

§ 2º – Nos casos de Estados e Municípios sujeitos a notório processo de migração, os critérios demográficos mencionados nesta Lei serão ponderados por outros indicadores de crescimento populacional, em especial o número de eleitores registrados.

§ 3º – (Vetado).

§ 4º – (Vetado).
§ 5º – (Vetado).
§ 6º – O disposto no parágrafo anterior não prejudica a atuação dos órgãos de controle interno e externo e nem a aplicação de penalidades previstas em lei, em caso de irregularidades verificadas na gestão dos recursos transferidos.

CAPÍTULO III
DO PLANEJAMENTO E DO ORÇAMENTO

Art. 36 – O processo de planejamento e orçamento do Sistema Único de Saúde – SUS será ascendente, do nível local até o federal, ouvidos seus órgãos deliberativos, compatibilizando-se as necessidades da política de saúde com a disponibilidade de recursos em planos de saúde dos Municípios, dos Estados, do Distrito Federal e da União.

§ 1º – Os planos de saúde serão a base das atividades e programações de cada nível de direção do Sistema Único de Saúde – SUS, e seu financiamento será previsto na respectiva proposta orçamentária.

§ 2º – É vedada a transferência de recursos para o financiamento de ações não previstas nos planos de saúde, exceto em situações emergenciais ou de calamidade pública, na área de saúde.

Art. 37 – O Conselho Nacional de Saúde estabelecerá as diretrizes a serem observadas na elaboração dos planos de saúde, em função das características epidemiológicas e da organização dos serviços em cada jurisdição administrativa.

Art. 38 – Não será permitida a destinação de subvenções e auxílios às instituições prestadoras de serviços de saúde com finalidade lucrativa.

DAS DISPOSIÇÕES FINAIS E TRANSITÓRIAS

Art. 39 – (Vetado).
§ 1º – (Vetado).
§ 2º – (Vetado).
§ 3º – (Vetado).
§ 4º – (Vetado).

§ 5º – A cessão de uso dos imóveis de propriedade do INAMPS para órgãos integrados do Sistema Único de Saúde – SUS será feita de modo a preservá-los como patrimônio da Seguridade Social.

§ 6º – Os imóveis de que trata o parágrafo anterior serão inventariados com todos os seus acessórios, equipamentos e outros bens móveis e ficarão disponíveis para utilização pelo órgão de direção municipal do Sistema Único de Saúde – SUS ou, eventualmente, pelo estadual, em cuja circunscrição administrativa se encontrem, mediante simples termo de recebimento.

§ 7º – (Vetado).

§ 8º – O acesso aos serviços de informática e bases de dados, mantidos pelo Ministério da Saúde e pelo Ministério do Trabalho e da Previdência Social, será assegurado às Secretarias Estaduais e Municipais de Saúde ou Órgãos congêneres, como suporte ao processo de gestão, de forma a permitir a gerência informatizada das contas e a disseminação de estatísticas sanitárias e epidemiológicas médico-hospitalares.

Art. 40 – (Vetado).

Art. 41 – As ações desenvolvidas pela Fundação das Pioneiras Sociais e pelo Instituto Nacional do Câncer, supervisionadas pela direção nacional do Sistema Único de Saúde – SUS, permanecerão como referencial de prestação de serviços, formação de recursos humanos e para transferência de tecnologia.

Art. 42 – (Vetado).

Art. 43 – A gratuidade das ações e serviços de saúde fica preservada nos serviços públicos e privados contratados, ressalvando-se as cláusulas dos contratos ou convênios estabelecidos com as entidades privadas.

Art. 44 – (Vetado).

Art. 45 – Os serviços de saúde dos hospitais universitários e de ensino integram-se ao Sistema Único de Saúde – SUS, mediante convênio, preservada a sua autonomia administrativa, em relação ao patrimônio, aos recursos humanos e financeiros, ensino, pesquisa e extensão nos limites conferidos pelas instituições a que estejam vinculados.

§ 1º – Os serviços de saúde de sistemas estaduais e municipais de previdência social deverão integrar-se à direção correspondente do Sistema Único de Saúde – SUS, conforme seu âmbito de atuação, bem como quaisquer outros órgãos e serviços de saúde.

§ 2º – Em tempo de paz e havendo interesse recíproco, os serviços de saúde das Forças Armadas poderão integrar-se ao Sistema Único de Saúde – SUS, conforme se dispuser em convênio que, para esse fim, for firmado.

Art. 46 – O Sistema Único de Saúde – SUS estabelecerá mecanismos de incentivos à participação do setor privado no investimento em ciência e tecnologia e estimulará a transferência de tecnologia das universidades e institutos de pesquisa aos serviços de saúde nos Estados, Distrito Federal e Municípios, e às empresas nacionais.

Art. 47 – O Ministério da Saúde, em articulação com os níveis estaduais e municipais do Sistema Único de Saúde – SUS, organizará, no prazo de 2 (dois) anos, um sistema nacional de informações em saúde, integrado em todo o Território Nacional, abrangendo questões epidemiológicas e de prestação de serviços.

Art. 48 – (Vetado).

Art. 49 – (Vetado).

Art. 50 – Os convênios entre a União, os Estados e os Municípios, celebrados para implantação dos Sistemas Unificados e Descentralizados de Saúde, ficarão rescindidos à proporção que seu objeto for sendo absorvido pelo Sistema Único de Saúde – SUS.

Art. 51 – (Vetado).

Art. 52 – Sem prejuízo de outras sanções cabíveis, constitui crime de emprego irregular de verbas ou rendas públicas (Código Penal, artigo 315) a utilização de recursos financeiros do Sistema Único de Saúde – SUS em finalidades diversas das previstas nesta Lei.

Art. 53 – (Vetado).

Art. 54 – Esta Lei entra em vigor na data de sua publicação.

Art. 55 – São revogadas a Lei nº 2.312(1) de 3 de setembro de 1954, a Lei nº 6.229(2), de 17 de julho de 1975, e demais disposições em contrário.

---

(1) Leg. Fed., 1954, pág. 487; (2) 1975, pág. 427.

Lei nº 8.142 – de 28 de dezembro de 1990

Dispõe sobre a participação da comunidade na gestão do Sistema Único de Saúde – SUS e sobre as transferências intergovernamentais de recursos financeiros na área da saúde e dá outras providências.

O PRESIDENTE DA REPÚBLICA

Faço saber que o Congresso Nacional decreta e eu sanciono a seguinte Lei:

Art. 1 – O Sistema Único de Saúde – SUS, de que trata a Lei nº 8.080, de 19 de setembro de 1990, contará, em cada esfera de governo sem prejuízo das funções do Poder Legislativo, com as seguintes instâncias colegiadas:

I – a Conferência de Saúde; e

II – o Conselho de Saúde.

§ 1º – A Conferência de Saúde reunir-se-á a cada quatro anos com a representação dos vários segmentos sociais, para avaliar a situação de saúde e propor as diretrizes para a formulação da política de saúde nos níveis correspondentes, convocada pelo Poder Executivo ou, extraordinariamente, por este ou pelo Conselho de Saúde.

§ 2º – O Conselho de Saúde, em caráter permanente e deliberativo, órgão colegiado composto por representantes do governo, prestadores de serviço, profissionais de saúde e usuários, atua na formulação de estratégias e no controle da execução da política de saúde na instância correspondente, inclusive nos aspectos econômicos e financeiros, cujas decisões serão homologadas pelo chefe do poder legalmente constituído em cada esfera do governo.

§ 3º – O Conselho Nacional de Secretarias de Saúde – CONASS e o Conselho Nacional de Secretarias Municipais de Saúde CONASEMS terão representação no Conselho Nacional de Saúde.

§ 4º – A representação dos usuários nos Conselhos de Saúde e Conferências será paritária em relação ao conjunto dos demais segmentos.

§ 5º – As Conferências de Saúde e os Conselhos de Saúde terão sua organização e normas de funcionamento definidas em regimento próprio, aprovadas pelo respectivo Conselho.

Art. 2 – Os recursos do Fundo Nacional de Saúde – FNS serão alocados como:

I – despesas de custeio e de capital do Ministério da Saúde, seus órgãos e entidades, da administração direta e indireta;

II – investimentos previstos em lei orçamentária, de iniciativa do Poder Legislativo e aprovados pelo Congresso Nacional;

III – investimentos previstos no Plano Qüinqüenal do Ministério da Saúde;

IV – cobertura das ações e serviços de saúde a serem implementados pelos Municípios, Estados e Distrito Federal.

Parágrafo único. Os recursos referidos no inciso IV deste artigo destinar-se-ão a investimentos na rede de serviços, à cobertura assistencial ambulatorial e hospitalar e às demais ações de saúde.

Art. 3 – Os recursos referidos no inciso IV do art. 2º desta Lei serão repassados de forma regular e automática para os Municípios, Estados e Distrito Federal, de acordo com os critérios previstos no art. 35 da Lei nº 8.080, de 19 de setembro de 1990.

§ 1º – Enquanto não for regulamentada a aplicação dos critérios previstos no art. 35 da Lei nº 8.080, de 19 de setembro de 1990, será utilizado, para o repasse de recursos, exclusivamente o critério estabelecido no § 1º do mesmo artigo.

§ 2º – Os recursos referidos neste artigo serão destinados, pelo menos setenta por cento, aos Municípios, afetando-se o restante aos Estados.

§ 3º – Os Municípios poderão estabelecer consórcio para execução de ações e serviços de saúde, remanejando, entre si, parcelas de recursos previstos no inciso IV do art. 2º desta Lei.

Art. 4 – Para receberem os recursos, de que trata o art. 3º desta Lei, os Municípios, os Estados e o Distrito Federal deverão contar com:

I – Fundo de Saúde;

II – Conselho de Saúde, com composição paritária de acordo com o Decreto nº 99.438, de 7 de agosto de 1990;

III – plano de saúde;

IV – relatórios de gestão que permitam o controle de que trata o § 4º do art. 33 da Lei nº 8.080, de 19 de setembro de 1990;

V – contrapartida de recursos para a saúde no respectivo orçamento;

VI – Comissão de elaboração do Plano de Carreira, Cargos e salários – PCCS, previsto o prazo de dois anos para sua implantação.

Parágrafo único. O não atendimento pelos Municípios, ou pelos Estados, ou pelo Distrito Federal, dos requisitos estabelecidos neste artigo, implicará em que os recursos concernentes sejam administrados, respectivamente, pelos Estados ou pela União.

Art. 5 – É o Ministério da Saúde mediante Portaria do Ministro de Estado, autorizado a estabelecer condições para aplicação desta Lei.

Art. 6 – Esta Lei entra em vigor na data de sua publicação.

Art. 7 – Revogam-se as disposições em contrário. Brasília, em 28 de dezembro de 1990; 169º da Independência e 102º da República.

Lei Orgânica do Município de São Paulo

CAPÍTULO II
DA SAÚDE

Art. 212 – A saúde é direito de todos, assegurado pelo Poder Público.

Art. 213 – O Município, com participação da comunidade, garantirá o direito à saúde, mediante:

I – políticas que visem ao bem-estar físico, mental e social do indivíduo e da coletividade, a redução e a busca da eliminação do risco de doenças e outros agravos, abrangendo o ambiente natural, os locais públicos e de trabalho;

II – acesso universal e igualitário às ações e serviços de saúde, em todo os níveis de complexidade;

III – atendimento integral do indivíduo, abrangendo a promoção, preservação e recuperação da saúde.

Art. 214 – O conjunto de ações e serviços de saúde de abrangência municipal integra a rede regionalizada e hierarquizada do sistema único de saúde, nos termos do disposto no art. 198 da Constituição da República.

§ 1º – A direção do sistema único de saúde será exercida no âmbito do Município pelo órgão municipal competente.

§ 2º – O sistema único de saúde, no âmbito do Município, será financiado com recursos do Município, do Estado, da União, da seguridade social e de outras fontes que constituem um fundo específico regulado por lei municipal.

§ 3º – É vedada a destinação de recursos públicos municipais para auxílio, incentivos fiscais ou subvenções às instituições privadas com fins lucrativos.

§ 4º – É vedada a nomeação ou designação, para cargo ou função de chefia ou assessoramento na área de saúde, em qualquer nível, da pessoa que participe na direção, gerência ou administração de entidade ou instituição que mantenha contrato com o sistema único de saúde ou seja por ele creditada.

§ 5º – Para atendimento de necessidades coletivas, urgentes e transitórias, decorrentes de situação de perigo iminente, de calamidade pública ou de ocorrência de epidemias, o Poder Público poderá requisitar bens e serviços de pessoas naturais e jurídicas, sendo-lhes asseguradas justa indenização.

Art. 215 – As ações e serviços de saúde são de relevância pública, cabendo ao Município dispor sobre sua regulamentação, fiscalização e controle.

§ 1º – As ações e serviços de saúde serão executadas preferencialmente de forma direta pelo poder público e supletivamente através de terceiros, assegurando o estabelecido no art. 199, da Constituição da República.

§ 2º – É vedado cobrar do usuário pela prestação das ações e dos serviços no âmbito do sistema único de saúde.

§ 3º – A assistência à saúde é livre à iniciativa privada, vedada a participação direta e indireta de empresas ou capitais estrangeiros, nos termos do art. 199 da Constituição da República.

§ 4º – As instituições privadas, ao participarem do sistema único de saúde, ficam sujeitas às suas diretrizes gerais.

Art. 216 – Compete ao Município, através do sistema único de saúde, nos termos da lei, além de outras atribuições:

I – a assistência integral à saúde, utilizando-se do método epidemiológico para o estabelecimento de prioridades, instituição de distritos sanitários, alocação de recursos e orientação programática;

II – a identificação e o controle dos fatores determinantes e condicionantes da saúde individual e coletiva, mediante especialmente ações referentes à vigilância sanitária e epidemiológica, saúde do trabalhador, do idoso, da mulher, da criança e do adolescente, dos portadores de deficiências, saúde mental, odontológica e zoonoses;

III – permitir aos usuários o acesso às informações de interesse da saúde e divulgar, obrigatoriamente, qualquer dado que coloque em risco a saúde individual ou coletiva;

IV – participar da fiscalização e inspeção de alimentos, compreendido inclusive o controle de seu teor nutricional, bem como bebidas e água para o consumo humano;

V – participar da fiscalização e controle da produção, armazenamento, transporte, guarda e utilização de substâncias e produtos psicoativos, tóxicos e teratogênicos, bem como de outros medicamentos, equipamentos imunobiológicos, hemoderivados e insumos;

VI – assegurar à mulher a assistência integral à saúde, pré-natal, no parto e pós-parto, bem como nos termos da lei federal, o direito de evitar e interromper a gravidez, sem prejuízo para a saúde, garantindo o atendimento na rede pública municipal de saúde;

VII – resguardar o direito à auto-regulação da fertilidade com livre decisão do homem, da mulher ou do casal, tanto para exercer a procriação como para evitá-la, provendo meios educacionais, científicos e assistenciais para assegurá-lo, vedada qualquer forma coercitiva ou de indução por parte de instituições públicas ou privadas;

VIII – participar, no âmbito de sua atuação, do Sistema Nacional de Sangue, componentes e derivados;

IX – fomentar, coordenar e executar programas de atendimento emergencial;

X – criar e manter serviços e programas de prevenção e orientação contra entorpecentes, alcoolismo e drogas afins;

XI – coordenar os serviços de saúde mental abrangidos pelo sistema único de saúde, desenvolvendo inclusive ações preventivas e extra-hospitalares e implantando emergências psiquiátricas, responsáveis pelas internações psiquiátricas, junto às emergências gerais do Município;

XII – fiscalizar e garantir o respeito aos direitos de cidadania do doente mental, bem como vedar o uso de celas fortes e outros procedimentos violentos e desumanos, proibindo internações compulsórias, exceto aquelas previstas em lei;

XIII – facilitar, nos termos da lei, a remoção de órgãos, tecidos e substâncias humanas para fins de transplante.

Parágrafo único. O serviço de atendimento médico do Município poderá oferecer ao usuário, quando possível, formas de tratamento de assistência alternativa reconhecidas.

Art. 217 – O sistema único de saúde do Município de São Paulo promoverá, na forma da lei, a Conferência Anual de Saúde e audiências públicas periódicas, como mecanismos de controle social de sua gestão.

Art. 218 – Fica criado o Conselho Municipal de Saúde, órgão normativo e deliberativo, com estrutura colegiada, composto por representantes do Poder Público, trabalhadores da saúde e usuários que, dentre outras atribuições deverá promover os mecanismos necessários à implementação da política de saúde nas unidades prestadoras de assistência, na forma da lei.

CAPÍTULO III
DA SEGURANÇA DO TRABALHO E SAÚDE DO TRABALHADOR

Art. 219 – O Município, coordenando sua ação com a União, o Estado e as entidades representativas dos trabalhadores, desenvolverá ações visando à promoção, proteção, recuperação e reabilitação da saúde dos trabalhadores submetidos aos riscos e agravos advindos das condições de trabalho, através de:

I – controle das condições de segurança, redução e eliminação das nocividades do trabalho, promovendo condições dignas e seguras de trabalho;

II – vigilância sanitária e epidemiológica;

III – assistência às vítimas de acidentes do trabalho e portadores de doenças profissionais e do trabalho.

§ 1º – É garantido aos trabalhadores o direito de acompanhar, através de suas representações sindicais e de locais de trabalho, as ações de controle e avaliação dos ambientes e das condições de segurança de trabalho.

§ 2º – Em condições de risco grave ou iminente no local de trabalho, será lícito ao empregado interromper suas atividades, sem prejuízo de quaisquer direitos, até eliminação do risco.

§ 3º – As licenças para construir, os autos de conclusão e as licenças para instalação e funcionamento somente serão expedidos mediante prévia comprovação de que foram atendidas as exigências legais específicas, a cada caso, relativas à segurança, integridade e saúde dos trabalhadores e usuários.

§ 4º – O auto de vistoria de segurança deverá ser renovado periodicamente, para verificação de obediência ao disposto no parágrafo anterior.

Art. 220 – O Município assegurará a participação de representantes dos trabalhadores nas decisões em todos os níveis em que a segurança do trabalho e a saúde do trabalhador sejam objeto de discussão e deliberação.

CAPÍTULO IV
DA PROMOÇÃO E ASSISTÊNCIA SOCIAL

Art. 221 – É dever do Município a promoção e assistência social visando garantir o atendimento dos direitos sociais da população de baixa renda, através de ação descentralizada e articulada com outros órgãos públicos, e com entidades sociais sem finalidade lucrativa, procurando assegurar, especialmente:

I – o atendimento à criança, em caráter suplementar, através de programas que incluam sua proteção, garantindo-lhe a permanência em seu próprio meio;

II – o atendimento ao adolescente em espaços de convivência que propiciem programações culturais, esportivas, de lazer e de formação profissional;

III – a prioridade no atendimento à população em estado de abandono e marginalização na sociedade.

Art. 222 – O Município poderá prestar, de forma subsidiária e conforme previsto em lei, assistência jurídica à população de baixa renda, podendo celebrar convênios com essa finalidade.

Art. 223 – O Município garantirá à população de baixa renda, na forma da lei, a gratuidade do sepultamento e dos meios e procedimentos a ele necessários.

Art. 224 – O Município, de forma coordenada com o Estado, procurará desenvolver programas de combate e prevenção à violência contra a mulher, buscando garantir:

I – assistência social, médica, psicológica e jurídica às mulheres vítimas de violência;

II – a criação e manutenção de abrigos para as mulheres e crianças vítimas de violência doméstica.

Art. 225 – O Município procurará assegurar a integração dos idosos na comunidade, defendendo sua dignidade e seu bem-estar, na forma da lei, especialmente quanto:

I – ao acesso a todos os equipamentos, serviços e programas culturais, educacionais, esportivos, recreativos, bem como a reserva de áreas em conjuntos habitacionais destinados à convivência e lazer;

II – a assistência médica geral e geriátrica;

III – a gratuidade do transporte coletivo urbano para os maiores de 65 (sessenta e cinco) anos e aposentados de baixa renda, vedada a criação de qualquer tipo de dificuldade ou embaraço ao beneficiário;

IV – a criação de núcleos de convivência para idosos;

V – o atendimento e orientação jurídica, no que se refere a seus direitos.

Art. 226 – O Município buscará garantir à pessoa portadora de deficiência sua inserção na vida social e econômica, através de programas que visem o desenvolvimento de suas potencialidades, em especial:

I – a assistência, desde o nascimento, através da estimulação precoce, da educação gratuita e especializada, inclusive profissionalizante, sem limite de idade;

II – o acesso a equipamentos, serviços e programas culturais, educacionais, esportivos e recreativos;

III – a assistência médica especializada, bem como o direito à prevenção, habilitação e reabilitação, através de métodos e equipamentos necessários;

IV – a formação de recursos humanos especializados no tratamento e assistência dos portadores de deficiência;

V – o direito à informação e à comunicação, considerando-se as adaptações necessárias.

Art. 227 – O Município deverá garantir aos idosos e pessoas portadoras de deficiências o acesso a logradouros e a edifícios públicos e particulares de freqüência aberta ao público, com a eliminação de barreiras arquitetônicas, garantindo-lhes a livre circulação, bem como a adoção de medidas semelhantes, quando da aprovação de novas plantas de construção, e a adaptação ou eliminação dessas barreiras em veículos coletivos.

Art. 228 – O Município poderá conceder, na forma da lei, incentivos às empresas que adaptarem seus equipamentos para trabalhadores portadores de deficiência.

Art. 229 – O Município estimulará, apoiará e, no que couber, fiscalizará as entidades e associações comunitárias que mantenham programas dedicados às crianças, aos adolescentes, aos idosos e aos portadores de deficiência.

NOB – SUS 1996

Norma Operacional Básica do Sistema Único de Saúde - SUS

(Publicada no D.O.U. de 6/11/1996)

"Gestão plena com responsabilidade pela saúde do cidadão"

1. INTRODUÇÃO

Os ideais históricos de civilidade, no âmbito da saúde, consolidados na Constituição de 1988, concretizam-se na vivência cotidiana do povo brasileiro, por intermédio de um crescente entendimento e incorporação de seus princípios ideológicos e doutrinários, como, também, pelo exercício de seus princípios organizacionais.

Esses ideais foram transformados, na Carta Magna, em direito à saúde, o que significa que cada um e todos os brasileiros devem construir e usufruir de políticas públicas – econômicas e sociais – que reduzam riscos e agravos à saúde. Esse direito significa, igualmente, o acesso universal (para todos) e equânime (com justa igualdade) a serviços e ações de promoção, proteção e recuperação da saúde (atendimento integral).

A partir da nova Constituição da República, várias iniciativas institucionais, legais e comunitárias foram criando as condições de viabilização plena do direito à saúde. Destacam-se, neste sentido, no âmbito jurídico institucional, as chamadas Leis Orgânicas da Saúde (nº 8.080/90 e 8.142/90), o Decreto nº 99.438/90 e as Normas Operacionais Básicas (NOB), editadas em 1991 e 1993.

Com a Lei nº 8.080/90, fica regulamentado o Sistema Único de Saúde – SUS, estabelecido pela Constituição Federal de 1988, que agrega todos os serviços estatais – das esferas federal, estadual e municipal – e os serviços privados (desde que contratados ou conveniados) e que é responsabilizado, ainda que sem exclusividade, pela concretização dos princípios constitucionais.

As Normas Operacionais Básicas, por sua vez, a partir da avaliação do estágio de implantação e desempenho do SUS, se voltam, mais direta e imediatamente, para a definição de estratégias e movimentos táticos, que orientam a operacionalidade deste Sistema.

2. FINALIDADE

A presente Norma Operacional Básica tem por finalidade primordial promover e consolidar o pleno exercício, por parte do poder público municipal e do Distrito Federal, da função de gestor da atenção à saúde dos seus munícipes (Artigo 30, incisos V e VII, e Artigo 32, Parágrafo 1º, da Constituição Federal), com a conseqüente redefinição das responsabilidades dos Estados, do Distrito Federal e da União, avançando na consolidação dos princípios do SUS.

Esse exercício, viabilizado com a imprescindível cooperação técnica e financeira dos poderes públicos estadual e federal, compreende, portanto, não só a responsabilidade por algum tipo de prestação de serviços de saúde (Artigo 30, inciso VII), como, da mesma forma, a responsabilidade pela gestão de um sistema que atenda, com integralidade, à demanda das pessoas pela assistência à saúde e às exigências sanitárias ambientais (Artigo 30, inciso V).

Busca-se, dessa forma, a plena responsabilidade do poder público municipal. Assim, esse poder se responsabiliza como também pode ser responsabilizado, ainda que não isoladamente. Os poderes públicos estadual e federal são sempre co-responsáveis, na respectiva competência ou na ausência da função municipal (inciso II do Artigo 23, da Constituição Federal). Essa responsabilidade, no entanto, não exclui o papel da família, da comunidade e dos próprios indivíduos, na promoção, proteção e recuperação da saúde.

Isso implica aperfeiçoar a gestão dos serviços de saúde no país e a própria organização do Sistema, visto que o município passa a ser, de fato, o responsável imediato pelo atendimento das necessidades e demandas de saúde do seu povo e das exigências de intervenções saneadoras em seu território.

Ao tempo em que aperfeiçoa a gestão do SUS, esta NOB aponta para uma reordenação do modelo de atenção à saúde, na medida em que redefine:

a) os papéis de cada esfera de governo e, em especial, no tocante à direção única;

b) os instrumentos gerenciais para que municípios e Estados superem o papel exclusivo de prestadores de serviços e assumam seus respectivos papéis de gestores do SUS;

c) os mecanismos e fluxos de financiamento, reduzindo progressiva e continuamente a remuneração por produção de serviços e ampliando as transferências de caráter global, fundo a fundo, com base em programações ascendentes, pactuadas e integradas;

d) a prática do acompanhamento, controle e avaliação no SUS, superando os mecanismos tradicionais, centrados no faturamento de serviços produzidos, e valorizando os resultados advindos de programações com critérios epidemiológicos e desempenho com qualidade;

e) os vínculos dos serviços com os seus usuários, privilegiando os núcleos familiares e comunitários, criando, assim, condições para uma efetiva participação e controle social.

3. CAMPOS DA ATENÇÃO À SAÚDE

A atenção à saúde, que encerra todo o conjunto de ações levadas a efeito pelo SUS, em todos os níveis de governo, para o atendimento das demandas pessoais e das exigências ambientais, compreende três grandes campos, a saber:

a) o da assistência, em que as atividades são dirigidas às pessoas, individual ou coletivamente, e que é prestada no âmbito ambulatorial e hospitalar, bem como em outros espaços, especialmente no domiciliar;

b) o das intervenções ambientais, no seu sentido mais amplo, incluindo as relações e as condições sanitárias nos ambientes de vida e de trabalho, o controle de vetores e hospedeiros e a operação de sistemas de saneamento ambiental (mediante o pacto de interesses, as normalizações, as fiscalizações e outros); e

c) o das políticas externas ao setor saúde, que interferem nos determinantes sociais do processo saúde-doença das coletividades, de que são partes importantes questões relativas às políticas macroeconômicas, ao emprego, à habitação, à educação, ao lazer e à disponibilidade e qualidade dos alimentos.

Convém ressaltar que as ações de política setorial em saúde, bem como as administrativas – planejamento, comando e controle – são inerentes e integrantes do contexto daquelas envolvidas na assistência e nas intervenções ambientais. Ações de comunicação e de educação também compõem, obrigatória e permanentemente, a atenção à saúde.

Nos três campos referidos, enquadra-se, então, todo o espectro de ações compreendidas nos chamados níveis de atenção à saúde, representados pela promoção, pela proteção e pela recuperação, nos quais deve ser sempre priorizado o caráter preventivo.

É importante assinalar que existem, da mesma forma, conjuntos de ações que configuram campos clássicos de atividades na área da saúde pública, constituídos por uma agregação simultânea de ações próprias do campo da assistência e de algumas próprias do campo das intervenções ambientais, de que são partes importantes as atividades de vigilância epidemiológica e de vigilância sanitária.

4. SISTEMA DE SAÚDE MUNICIPAL

A totalidade das ações e de serviços de atenção à saúde, no âmbito do SUS, deve ser desenvolvida em um conjunto de estabelecimentos, organizados em rede regionalizada e hierarquizada e disciplinados segundo subsistemas, um para cada município – o SUS-Municipal – voltados ao atendimento integral de sua própria população e inseridos de forma indissociável no SUS, em suas abrangências estadual e nacional.

Os estabelecimentos desse subsistema municipal, do SUS-Municipal, não precisam ser, obrigatoriamente, de propriedade da prefeitura, nem precisam ter sede no território do município. Suas ações, desenvolvidas pelas unidades estatais (próprias, estaduais ou federais) ou privadas (contratadas ou conveniadas, com prioridade para as entidades filantrópicas), têm que estar organizadas e coordenadas, de modo que o gestor municipal possa garantir à população o acesso aos serviços e a disponibilidade das ações e dos meios para o atendimento integral.

Isso significa dizer que, independentemente da gerência dos estabelecimentos prestadores de serviços ser estatal ou privada, a gestão de todo o sistema municipal é, necessariamente, da competência do poder público e exclusiva dessa esfera de governo, respeitadas as atribuições do respectivo Conselho e de outras diferentes instâncias de poder. Assim, esta NOB gerência é conceituada como sendo a administração de uma unidade ou órgão de saúde (ambulatório, hospital, instituto, fundação etc.), que se caracteriza como prestador de serviços ao Sistema. Por sua vez, gestão é a atividade e a responsabilidade de dirigir um sistema de saúde (municipal, estadual ou nacional), mediante o exercício de funções de coordenação, articulação, negociação, planejamento, acompanhamento, controle, avaliação e auditoria. São, portanto, gestores do SUS os Secretários Municipais e Estaduais de Saúde e o Ministro da Saúde, que representam, respectivamente, os governos municipais, estaduais e federal.

A criação e o funcionamento desse sistema municipal possibilitam uma grande responsabilização dos municípios, no que se refere à saúde de todos os residentes em seu território. No entanto, possibilitam, também, um elevado risco de atomização desordenada dessas partes do SUS, permitindo que um sistema municipal se desenvolva em detrimento de outro, ameaçando, até mesmo, a unicidade do SUS. Há que se integrar, harmonizar e modernizar, com eqüidade, os sistemas municipais.

A realidade objetiva do poder público, nos municípios brasileiros, é muito diferenciada, caracterizando diferentes modelos de organização, de diversificação de atividades, de disponibilidade de recursos e de capacitação gerencial, o que, necessariamente, configura modelos distintos de gestão.

O caráter diferenciado do modelo de gestão é transitório, vez que todo e qualquer município pode ter uma gestão plenamente desenvolvida, levando em conta que o poder constituído, nesse nível, tem uma capacidade de gestão intrinsecamente igual e os seus segmentos populacionais dispõem dos mesmos direitos.

A operacionalização das condições de gestão, propostas por esta NOB, considera e valoriza os vários estágios já alcançados pelos Estados e pelos municípios, na construção de uma gestão plena.

Já a redefinição dos papéis dos gestores estadual e federal, consoante a finalidade desta Norma Operacional, é, portanto, fundamental para que possam exercer as suas competências específicas de gestão e prestar a devida cooperação técnica e financeira aos municípios.

O poder público estadual tem, então, como uma de suas responsabilidades nucleares, mediar a relação entre os sistemas municipais; o federal de mediar entre os sistemas estaduais. Entretanto, quando ou enquanto um município não assumir a gestão do sistema municipal, é o Estado que responde, provisoriamente, pela gestão de um conjunto de serviços capaz de dar atenção integral àquela população que necessita de um sistema que lhe é próprio.

As instâncias básicas para a viabilização desses propósitos integradores e harmonizadores são os fóruns de negociação, integrados pelos gestores municipal, estadual e federal – a Comissão Intergestores Tripartite (CIT) – e pelos gestores estadual e municipal – a Comissão Intergestores Bipartite (CIB). Por meio dessas instâncias e dos Conselhos de Saúde, são viabilizados os princípios de unicidade e de eqüidade.

Nas CIB e CIT são apreciadas as composições dos sistemas municipais de saúde, bem assim pactuadas as programações entre gestores e integradas entre as esferas de governo. Da mesma forma, são pactuados os tetos financeiros possíveis – dentro das disponibilidades orçamentárias conjunturais – oriundos dos recursos das três esferas de governo, capazes de viabilizar a atenção às necessidades assistenciais e às exigências ambientais.

O pacto e a integração das programações constituem, fundamentalmente, a conseqüência prática da relação entre os gestores do SUS.

A composição dos sistemas municipais e a ratificação dessas programações, nos Conselhos de Saúde respectivos, permitem a construção de redes regionais, que, certamente, ampliam o acesso, com qualidade e menor custo. Essa dinâmica contribui para que seja evitado um processo acumulativo injusto, por parte de alguns municípios (quer por maior disponibilidade tecnológica, quer por mais recursos financeiros ou de informação), com a conseqüente espoliação crescente de outros.

As tarefas de harmonização, de integração e de modernização dos sistemas municipais, realizadas com a devida eqüidade (admitido o princípio da discriminação positiva, no sentido da busca da justiça, quando do exercício do papel redistributivo), competem, portanto, por especial, ao poder público estadual. Ao federal, incumbe promovê-las entre as Unidades da Federação.

O desempenho de todos esses papéis é condição para a consolidação da direção única do SUS, em cada esfera de governo, para a efetivação e a permanente revisão do processo de descentralização e para a organização de redes regionais de serviços hierarquizados.

5. RELAÇÕES ENTRE OS SISTEMAS MUNICIPAIS

Os sistemas municipais de saúde apresentam níveis diferentes de complexidade, sendo comum estabelecimentos ou órgãos de saúde de um município atenderem usuários encaminhados por outro. Em vista disso, quando o serviço requerido para o atendimento da população estiver localizado em outro município, as negociações para tanto devem ser efetivadas exclusivamente entre os gestores municipais.

Essa relação, mediada pelo Estado, tem como instrumento de garantia a programação pactuada e integrada na CIB regional ou estadual e submetida ao Conselho de Saúde correspondente. A discussão de eventuais impasses, relativos à sua operacionalização, deve ser realizada também no âmbito dessa Comissão, cabendo, ao gestor estadual, a decisão sobre problemas surgidos na execução das políticas aprovadas. No caso de recurso, este deve ser apresentado ao Conselho Estadual de Saúde (CES).

Outro aspecto importante a ser ressaltado é que a gerência (comando) dos estabelecimentos ou órgãos de saúde de um município é da pessoa jurídica que opera o serviço, sejam esses estatais (federal, estadual ou municipal) ou privados. Assim, a relação desse gerente deve ocorrer somente com o gestor do município onde o seu estabelecimento está sediado, seja para atender a população local, seja para atender a referenciada de outros municípios.

O gestor do sistema municipal é responsável pelo controle, pela avaliação e pela auditoria dos prestadores de serviços de saúde (estatais ou privados) situados em seu município. No entanto, quando um gestor municipal julgar necessário uma avaliação específica ou auditagem de uma entidade que lhe presta serviços, localizada em outro município, recorre ao gestor estadual.

Em função dessas peculiaridades, o pagamento final a um estabelecimento pela prestação de serviços requeridos na localidade ou encaminhados de outro município é sempre feito pelo poder público do município sede do estabelecimento.

Os recursos destinados ao pagamento das diversas ações de atenção à saúde prestadas entre municípios são alocados, previamente, pelo gestor que demanda esses serviços, ao município-sede do prestador. Esse município incorpora os recursos ao seu teto financeiro. A orçamentação é feita com base na programação pactuada e integrada entre gestores, que, conforme já referido, é mediada pelo Estado e aprovada na CIB regional e estadual e no respectivo Conselho de Saúde.

Quando um município, que demanda serviços a outro, ampliar a sua própria capacidade resolutiva, pode requerer, ao gestor estadual, que a parte de recursos alocados no município vizinho seja realocada para o seu município.

Esses mecanismos conferem um caráter dinâmico e permanente ao processo de negociação da programação integrada, em particular quanto à referência intermunicipal.

6. PAPEL DO GESTOR ESTADUAL

São identificados quatro papéis básicos para o Estado, os quais não são, necessariamente, exclusivos e seqüenciais. A explicitação a seguir apresentada tem por finalidade permitir o entendimento da função estratégica perseguida para a gestão nesse nível de governo.

O primeiro desses papéis é exercer a gestão do SUS, no âmbito estadual.

O segundo papel é promover as condições e incentivar o poder municipal para que assuma a gestão da atenção à saúde de seus munícipes, sempre na perspectiva da atenção integral.

O terceiro é assumir, em caráter transitório (o que não significa caráter complementar ou concorrente), a gestão da atenção à saúde daquelas populações pertencentes a municípios que ainda não tomaram para si essa responsabilidade.

As necessidades reais não atendidas são sempre a força motriz para exercer esse papel, no entanto, é necessário um esforço do gestor estadual para superar tendências históricas de complementar a responsabilidade do município ou concorrer com essa função, o que exige o pleno exercício do segundo papel.

Finalmente, o quarto, o mais importante e permanente papel do Estado é ser o promotor da harmonização, da integração e da modernização dos sistemas municipais, compondo, assim, o SUS-Estadual.

O exercício desse papel pelo gestor requer a configuração de sistemas de apoio logístico e de atuação estratégica, que envolvem responsabilidades nas três esferas de governo e são sumariamente caracterizados como de:

a) informação informatizada;
b) financiamento;
c) programação, acompanhamento, controle e avaliação;
d) apropriação de custos e avaliação econômica;
e) desenvolvimento de recursos humanos;
f) desenvolvimento e apropriação de ciência e tecnologias; e
g) comunicação social e educação em saúde.

O desenvolvimento desses sistemas, no âmbito estadual, depende do pleno funcionamento do CES e da CIB, nos quais se viabilizam a negociação e o pacto com os diversos atores envolvidos. Depende, igualmente, da ratificação das programações e decisões relativas aos tópicos a seguir especificados:

a) plano estadual de saúde, contendo as estratégias, as prioridades e as respectivas metas de ações e serviços resultantes, sobretudo, da integração das programações dos sistemas municipais;

b) estruturação e operacionalização do componente estadual do Sistema Nacional de Auditoria;

c) estruturação e operacionalização dos sistemas de processamento de dados, de informação epidemiológica, de produção de serviços e de insumos críticos;

d) estruturação e operacionalização dos sistemas de vigilância epidemiológica, de vigilância sanitária e de vigilância alimentar e nutricional;

e) estruturação e operacionalização dos sistemas de recursos humanos e de ciência e tecnologia;

f) elaboração do componente estadual de programações de abrangência nacional, relativas a agravos que constituam riscos de disseminação para além do seu limite territorial;

g) elaboração do componente estadual da rede de laboratórios de saúde pública;

h) estruturação e operacionalização do componente estadual de assistência farmacêutica;

i) responsabilidade estadual no tocante à prestação de serviços ambulatoriais e hospitalares de alto custo, ao tratamento fora do domicílio e à disponibilidade de medicamentos e insumos especiais, sem prejuízo das competências dos sistemas municipais;

j) definição e operação das políticas de sangue e hemoderivados;

k) manutenção de quadros técnicos permanentes e compatíveis com o exercício do papel de gestor estadual; e

l) implementação de mecanismos visando a integração das políticas e das ações de relevância para a saúde da população, de que são exemplos aquelas relativas a saneamento, recursos hídricos, habitação e meio ambiente.

7. PAPEL DO GESTOR FEDERAL

No que respeita ao gestor federal, são identificados quatro papéis básicos, quais sejam:
a) exercer a gestão do SUS, no âmbito nacional;
b) promover as condições e incentivar o gestor estadual com vistas ao desenvolvimento dos sistemas municipais, de modo a conformar o SUS-Estadual;
c) fomentar a harmonização, a integração e a modernização dos sistemas estaduais compondo, assim, o SUS-Nacional; e
d) exercer as funções de normalização e de coordenação no que se refere à gestão nacional do SUS.

Da mesma forma que no âmbito estadual, o exercício dos papéis do gestor federal requer a configuração de sistemas de apoio logístico e de atuação estratégica, que consolidam os sistemas estaduais e propiciam, ao SUS, maior eficiência com qualidade, quais sejam:
a) informação informatizada;
b) financiamento;
c) programação, acompanhamento, controle e avaliação;
d) apropriação de custos e avaliação econômica;
e) desenvolvimento de recursos humanos;
f) desenvolvimento e apropriação de ciência e tecnologias; e
g) comunicação social e educação em saúde.

O desenvolvimento desses sistemas depende, igualmente, da viabilização de negociações com os diversos atores envolvidos e da ratificação das programações e decisões, o que ocorre mediante o pleno funcionamento do Conselho Nacional de Saúde (CNS) e da CIT.

Depende, além disso, do redimensionamento da direção nacional do Sistema, tanto em termos da estrutura, quanto de agilidade e de integração, como no que se refere às estratégias, aos mecanismos e aos instrumentos de articulação com os demais níveis de gestão, destacando-se:
a) a elaboração do Plano Nacional de Saúde, contendo as estratégias, as prioridades nacionais e as metas da programação integrada nacional, resultante, sobretudo,

das programações estaduais e dos demais órgãos governamentais, que atuam na prestação de serviços, no setor saúde;

b) a viabilização de processo permanente de articulação das políticas externas ao setor, em especial com os órgãos que detém, no seu conjunto de atribuições, a responsabilidade por ações atinentes aos determinantes sociais do processo saúde-doença das coletividades;

c) o aperfeiçoamento das normas consubstanciadas em diferentes instrumentos legais, que regulamentam, atualmente, as transferências automáticas de recursos financeiros, bem como as modalidades de prestação de contas;

d) a definição e a explicitação dos fluxos financeiros próprios do SUS, frente aos órgãos governamentais de controle interno e externo e aos Conselhos de Saúde, com ênfase na diferenciação entre as transferências automáticas a Estados e municípios com função gestora;

e) a criação e a consolidação de critérios e mecanismos de alocação de recursos federais e estaduais para investimento, fundados em prioridades definidas pelas programações e pelas estratégias das políticas de reorientação do Sistema;

f) a transformação nos mecanismos de financiamento federal das ações, com o respectivo desenvolvimento de novas formas de informatização, compatíveis à natureza dos grupos de ações, especialmente as básicas, de serviços complementares e de procedimentos de alta e média complexidade, estimulando o uso dos mesmos pelos gestores estaduais e municipais;

g) o desenvolvimento de sistemáticas de transferência de recursos vinculada ao fornecimento regular, oportuno e suficiente de informações específicas, e que agreguem o conjunto de ações e serviços de atenção à saúde, relativo a grupos prioritários de eventos vitais ou nosológicos;

h) a adoção, como referência mínima, das tabelas nacionais de valores do SUS, bem assim a flexibilização do seu uso diferenciado pelos gestores estaduais e municipais, segundo prioridades locais e ou regionais;

i) o incentivo aos gestores estadual e municipal ao pleno exercício das funções de controle, avaliação e auditoria, mediante o desenvolvimento e a implementação de instrumentos operacionais, para o uso das esferas gestoras e para a construção efetiva do Sistema Nacional de Auditoria;

j) o desenvolvimento de atividades de educação e de comunicação social;

k) o incremento da capacidade reguladora da direção nacional do SUS, em relação aos sistemas complementares de prestação de serviços ambulatoriais e hospitalares de alto custo, de tratamento fora do domicílio, bem assim de disponibilidade de medicamentos e insumos especiais;

l) a reorientação e a implementação dos sistemas de vigilância epidemiológica, de vigilância sanitária, de vigilância alimentar e nutricional, bem como o redimensionamento das atividades relativas à saúde do trabalhador e às de execução da vigilância sanitária de portos, aeroportos e fronteiras;

m) a reorientação e a implementação dos diversos sistemas de informações epidemiológicas, bem assim de produção de serviços e de insumos críticos;

n) a reorientação e a implementação do sistema de redes de laboratórios de referência para o controle da qualidade, para a vigilância sanitária e para a vigilância epidemiológica;

o) a reorientação e a implementação da política nacional de assistência farmacêutica;

p) o apoio e a cooperação a Estados e municípios para a implementação de ações voltadas ao controle de agravos, que constituam risco de disseminação nacional;

q) a promoção da atenção à saúde das populações indígenas, realizando, para tanto, as articulações necessárias, intra e intersetorial;

r) a elaboração de programação nacional, pactuada com os Estados, relativa à execução de ações específicas voltadas ao controle de vetores responsáveis pela transmissão de doenças, que constituem risco de disseminação regional ou nacional, e que exijam a eventual intervenção do poder federal;

s) a identificação dos serviços estaduais e municipais de referência nacional, com vistas ao estabelecimento dos padrões técnicos da assistência à saúde;

t) a estimulação, a indução e a coordenação do desenvolvimento científico e tecnológico no campo da saúde, mediante interlocução crítica das inovações científicas e tecnológicas, por meio da articulação intra e intersetorial;

u) a participação na formulação da política e na execução das ações de saneamento básico.

8. DIREÇÃO E ARTICULAÇÃO

A direção do Sistema Único de Saúde (SUS), em cada esfera de governo, é composta pelo órgão setorial do poder executivo e pelo respectivo Conselho de Saúde, nos termos das Leis nº 8.080/90 e nº 8.142/1990.

O processo de articulação entre os gestores, nos diferentes níveis do Sistema, ocorre, preferencialmente, em dois colegiados de negociação: a Comissão Intergestores Tripartite (CIT) e a Comissão Intergestores Bipartite (CIB).

A CIT é composta, paritariamente, por representação do Ministério da Saúde (MS), do Conselho Nacional de Secretários Estaduais de Saúde (CONASS) e do Conselho Nacional de Secretários Municipais de Saúde (CONASEMS).

A CIB, composta igualmente de forma paritária, é integrada por representação da Secretaria Estadual de Saúde (SES) e do Conselho Estadual de Secretários Municipais de Saúde (COSEMS) ou órgão equivalente. Um dos representantes dos municípios é o Secretário de Saúde da Capital. A Bipartite pode operar com subcomissões regionais.

As conclusões das negociações pactuadas na CIT e na CIB são formalizadas em ato próprio do gestor respectivo. Aquelas referentes a matérias de competência dos Conselhos de Saúde, definidas por força da Lei Orgânica, desta NOB ou de resolução específica dos respectivos Conselhos são submetidas previamente a estes para aprovação. As demais resoluções devem ser encaminhadas, no prazo máximo de 15 dias decorridos de sua publicação, para conhecimento, avaliação e eventual recurso da parte que se julgar prejudicada, inclusive no que se refere à habilitação dos Estados e municípios às condições de gestão desta Norma.

9. BASES PARA UM NOVO MODELO DE ATENÇÃO À SAÚDE

A composição harmônica, integrada e modernizada do SUS visa, fundamentalmente, atingir a dois propósitos essenciais à concretização dos ideais constitucionais e, portanto, do direito à saúde, que são:

a) a consolidação de vínculos entre diferentes segmentos sociais e o SUS; e

b) a criação de condições elementares e fundamentais para a eficiência e a eficácia gerenciais, com qualidade.

O primeiro propósito é possível porque, com a nova formulação dos sistemas municipais, tanto os segmentos sociais, minimamente agregados entre si com sentimento comunitário – os munícipes –, quanto a instância de poder político-administrativo, historicamente reconhecida e legitimada – o poder municipal – apropriam-se de um conjunto de serviços bem definido, capaz de desenvolver uma programação de atividades publicamente pactuada. Com isso, fica bem caracterizado o gestor responsável; as atividades são gerenciadas por pessoas perfeitamente identificáveis; e os resultados mais facilmente usufruídos pela população.

O conjunto desses elementos propicia uma nova condição de participação com vínculo, mais criativa e realizadora para as pessoas, e que acontece não-somente nas instâncias colegiadas formais – conferências e conselhos –, mas em outros espaços constituídos por atividades sistemáticas e permanentes, inclusive dentro dos próprios serviços de atendimento.

Cada sistema municipal deve materializar, de forma efetiva, a vinculação aqui explicitada. Um dos meios, certamente, é a instituição do cartão SUS-MUNICIPAL, com numeração nacional, de modo a identificar o cidadão com o seu sistema e agregá-lo ao sistema nacional. Essa numeração possibilita uma melhor referência intermunicipal e garante o atendimento de urgência por qualquer serviço de saúde, estatal ou privado, em todo o país. A regulamentação desse mecanismo de vinculação será objeto de discussão e aprovação pelas instâncias colegiadas competentes, com conseqüente formalização por ato do MS.

O segundo propósito é factível, na medida em que estão perfeitamente identificados os elementos críticos essenciais a uma gestão eficiente e a uma produção eficaz, a saber:

a) a clientela que, direta e imediatamente, usufrui dos serviços;

b) o conjunto organizado dos estabelecimentos produtores desses serviços; e

c) a programação pactuada, com a correspondente orçamentação participativa.

Os elementos, acima apresentados, contribuem para um gerenciamento que conduz à obtenção de resultados efetivos, a despeito da indisponibilidade de estímulos de um mercado consumidor espontâneo. Conta, no entanto, com estímulos agregados, decorrentes de um processo de gerenciamento participativo e, sobretudo, da concreta possibilidade de comparação com realidades muito próximas, representadas pelos resultados obtidos nos sistemas vizinhos.

A ameaça da ocorrência de gastos exagerados, em decorrência de um processo de incorporação tecnológica acrítico e desregulado, é um risco que pode ser minimizado pela radicalização na reorganização do SUS: um Sistema regido pelo interesse público e balizado, por um lado, pela exigência da universalização e integralidade com eqüidade e, por outro, pela própria limitação de recursos, que deve ser programaticamente respeitada.

Esses dois balizamentos são objeto da programação elaborada no âmbito municipal e sujeita à ratificação que, negociada e pactuada nas instâncias estadual e federal, adquire a devida racionalidade na alocação de recursos em face às necessidades.

Assim, tendo como referência os propósitos anteriormente explicitados, a presente Norma Operacional Básica constitui um importante mecanismo indutor da conformação de um novo modelo de atenção à saúde, na medida em que disciplina o processo de organização da gestão desta atenção, com ênfase na consolidação da direção única em cada esfera de governo e na construção da rede regionalizada e hierarquizada de serviços.

Essencialmente, o novo modelo de atenção deve resultar na ampliação do enfoque do modelo atual, alcançando-se, assim, a efetiva integralidade das ações. Essa ampliação é representada pela incorporação, ao modelo clínico dominante (centrado na doença), do modelo epidemiológico, o qual requer o estabelecimento de vínculos e processos mais abrangentes.

O modelo vigente, que concentra sua atenção no caso clínico, na relação individualizada entre o profissional e o paciente, na intervenção terapêutica armada (cirúrgica ou medicamentosa) específica, deve ser associado, enriquecido, transformado em um modelo de atenção centrado na qualidade de vida das pessoas e do seu meio ambiente, bem como na relação da equipe de saúde com a comunidade, especialmente, com os seus núcleos sociais primários – as famílias. Essa prática, inclusive, favorece e impulsiona as mudanças globais, intersetoriais.

O enfoque epidemiológico atende ao compromisso da integralidade da atenção, ao incorporar, como objeto das ações, a pessoa, o meio ambiente e os comportamentos interpessoais. Nessa circunstância, o método para conhecimento da realidade complexa e para a realização da intervenção necessária fundamenta-se mais na síntese do que nas análises, agregando, mais do que isolando, diferentes fatores e variáveis.

Os conhecimentos – resultantes de identificações e compreensões – que se faziam cada vez mais particularizados e isolados (com grande sofisticação e detalhamento analítico) devem possibilitar, igualmente, um grande esforço de visibilidade e entendimento integrador e globalizante, com o aprimoramento dos processos de síntese, sejam lineares, sistêmicos ou dialéticos.

Além da ampliação do objeto e da mudança no método, o modelo adota novas tecnologias, em que os processos de educação e de comunicação social constituem parte essencial em qualquer nível ou ação, na medida em que permitem a compreensão globalizadora a ser perseguida, e fundamentam a negociação necessária à mudança e à associação de interesses conscientes. É importante, nesse âmbito, a valorização da informação informatizada.

Além da ampliação do objeto, da mudança do método e da tecnologia predominantes, enfoque central deve ser dado à questão da ética. O modelo vigente – assentado na lógica da clínica – baseia-se, principalmente, na ética do médico, na qual a pessoa (o seu objeto) constitui o foco nuclear da atenção.

O novo modelo de atenção deve perseguir a construção da ética do coletivo que incorpora e transcende a ética do individual. Dessa forma é incentivada a associação dos enfoques clínico e epidemiológico. Isso exige, seguramente, de um lado, a transformação na relação entre o usuário e os agentes do sistema de saúde (restabelecendo o vínculo entre quem presta o serviço e quem o recebe) e, de outro, a intervenção ambiental, para que sejam modificados fatores determinantes da situação de saúde.

Nessa nova relação, a pessoa é estimulada a ser agente da sua própria saúde e da saúde da comunidade que integra. Na intervenção ambiental, o SUS assume algumas ações específicas e busca a articulação necessária com outros setores, visando a criação das condições indispensáveis à promoção, à proteção e à recuperação da saúde.

10. FINANCIAMENTO DAS AÇÕES E SERVIÇOS DE SAÚDE

10.1. Responsabilidades

O financiamento do SUS é de responsabilidade das três esferas de governo e cada uma deve assegurar o aporte regular de recursos, ao respectivo fundo de saúde.

Conforme determina o Artigo 194 da Constituição Federal, a Saúde integra a Seguridade Social, juntamente com a Previdência e a Assistência Social. No inciso VI do parágrafo único desse mesmo Artigo, está determinado que a Seguridade Social será organizada pelo poder público, observada a "diversidade da base de financiamento".

Já o Artigo 195 determina que a Seguridade Social será financiada com recursos provenientes dos orçamentos da União, dos Estados, do Distrito Federal e dos Municípios, e de Contribuições Sociais.

10.2. Fontes

As principais fontes específicas da Seguridade Social incidem sobre a Folha de Salários (Fonte 154), o Faturamento (Fonte 153 – COFINS) e o Lucro (Fonte 151 – Lucro Líquido).

Até 1992, todas essas fontes integravam o orçamento do Ministério da Saúde e ainda havia aporte significativo de fontes fiscais (Fonte 100 – Recursos Ordinários, provenientes principalmente da receita de impostos e taxas). A partir de 1993, deixou de ser repassada ao MS a parcela da Contribuição sobre a Folha de Salários (Fonte 154, arrecadada pelo Instituto Nacional de Seguridade Social – INSS).

Atualmente, as fontes que asseguram o maior aporte de recursos ao MS são a Contribuição sobre o Faturamento (Fonte 153 – COFINS) e a Contribuição sobre o Lucro Líquido (Fonte 151), sendo que os aportes provenientes de Fontes Fiscais são destinados praticamente à cobertura de despesas com Pessoal e Encargos Sociais.

Dentro da previsibilidade de Contribuições Sociais na esfera federal, no âmbito da Seguridade Social, uma fonte específica para financiamento do SUS – a Contribuição Provisória sobre Movimentações Financeiras – está criada, ainda que em caráter provisório. A solução definitiva depende de uma reforma tributária que reveja esta e todas as demais bases tributárias e financeiras do governo, da Seguridade e, portanto, da Saúde.

Nas esferas estadual e municipal, além dos recursos oriundos do respectivo Tesouro, o financiamento do SUS conta com recursos transferidos pela União aos Estados e pela União e Estados aos Municípios. Esses recursos devem ser previstos no orçamento e identificados nos fundos de saúde estadual e municipal como receita operacional proveniente da esfera federal e ou estadual e utilizados na execução de ações previstas nos respectivos planos de saúde e na PPI.

10.3. Transferências Intergovernamentais e Contrapartidas

As transferências, regulares ou eventuais, da União para Estados, municípios e Distrito Federal estão condicionadas à contrapartida destes níveis de governo, em conformidade com as normas legais vigentes (Lei de Diretrizes Orçamentárias e outras).

O reembolso das despesas, realizadas em função de atendimentos prestados por unidades públicas a beneficiários de planos privados de saúde, constitui fonte adicional de recursos. Por isso, e consoante à legislação federal específica, estados e municípios devem viabilizar estrutura e mecanismos operacionais para a arrecadação desses recursos e a sua destinação exclusiva aos respectivos fundos de saúde.

Os recursos de investimento são alocados pelo MS, mediante a apresentação pela SES da programação de prioridades de investimentos, devidamente negociada na CIB e aprovada pelo CES, até o valor estabelecido no orçamento do Ministério, e executados de acordo com a legislação pertinente.

10.4. Tetos Financeiros dos Recursos Federais

Os recursos de custeio da esfera federal, destinados às ações e serviços de saúde, configuram o Teto Financeiro Global (TFG), cujo valor, para cada Estado e cada município, é definido com base na PPI. O teto financeiro do estado contém os tetos de todos os municípios, habilitados ou não a qualquer uma das condições de gestão.

O Teto Financeiro Global do Estado (TFGE) é constituído, para efeito desta NOB, pela soma dos Tetos Financeiros da Assistência (TFA), da Vigilância Sanitária (TFVS) e da Epidemiologia e Controle de Doenças (TFECD).

O TFGE, definido com base na PPI, é submetido pela SES ao MS, após negociação na CIB e aprovação pelo CES. O valor final do teto e suas revisões são fixados com base nas negociações realizadas no âmbito da CIT – observadas as reais disponibilidades financeiras do MS – e formalizado em ato do Ministério.

O Teto Financeiro Global do Município (TFGM), também definido consoante à programação integrada, é submetido pela SMS à SES, após aprovação pelo CMS. O valor final desse Teto e suas revisões são fixados com base nas negociações realizadas no âmbito da CIB – observados os limites do TFGE – e formalizado em ato próprio do Secretário Estadual de Saúde.

Todos os valores referentes a pisos, tetos, frações, índices, bem como suas revisões, são definidos com base na PPI, negociados nas Comissões Intergestores (CIB e CIT), formalizados em atos dos gestores estadual e federal e aprovados previamente nos respectivos Conselhos (CES e CNS).

As obrigações que vierem a ser assumidas pelo Ministério da Saúde, decorrentes da implantação desta NOB e que gerem aumento de despesa, serão previamente discutidas com o Ministério do Planejamento e Orçamento e o Ministério da Fazenda.

11. PROGRAMAÇÃO, CONTROLE, AVALIAÇÃO E AUDITORIA

11.1. Programação Pactuada e Integrada – PPI

11.1.1. A PPI envolve as atividades de assistência ambulatorial e hospitalar, de vigilância sanitária e de epidemiologia e controle de doenças, constituindo um instrumento essencial de reorganização do modelo de atenção e da gestão do SUS, de alocação dos recursos e de explicitação do pacto estabelecido entre as três esferas de governo. Essa Programação traduz as responsabilidades de cada município com a garantia de acesso da população aos serviços de saúde, quer pela oferta existente no próprio município, quer pelo encaminhamento a outros municípios, sempre por intermédio de relações entre gestores municipais, mediadas pelo gestor estadual.

11.1.2. O processo de elaboração da Programação Pactuada entre gestores e Integrada entre esferas de governo deve respeitar a autonomia de cada gestor: o município elabora sua própria programação, aprovando-a no CMS; o Estado harmoniza e compatibiliza as programações municipais, incorporando as ações sob sua responsabilidade direta, mediante negociação na CIB, cujo resultado é deliberado pelo CES.

11.1.3. A elaboração da PPI deve se dar num processo ascendente, de base municipal, configurando, também, as responsabilidades do Estado na busca crescente da eqüidade, da qualidade da atenção e na conformação da rede regionalizada e hierarquizada de serviços.

11.1.4. A Programação observa os princípios da integralidade das ações de saúde e da direção única em cada nível de governo, traduzindo todo o conjunto de atividades relacionadas a uma população específica e desenvolvidas num território determinado, independente da vinculação institucional do órgão responsável pela execução dessas atividades. Os órgãos federais, estaduais e municipais, bem como os prestadores conveniados e contratados têm suas ações expressas na programação do município em que estão localizados, na medida em que estão subordinados ao gestor municipal.

11.1.5. A União define normas, critérios, instrumentos e prazos, aprova a programação de ações sob seu controle – inscritas na programação pelo Estado e seus municípios – incorpora as ações sob sua responsabilidade direta e aloca os recursos disponíveis, segundo os valores apurados na programação e negociados na CIT, cujo resultado é deliberado pelo CNS.

11.1.6. A elaboração da programação observa critérios e parâmetros definidos pelas Comissões Intergestores e aprovados pelos respectivos Conselhos. No tocante aos recursos de origem federal, os critérios, prazos e fluxos de elaboração da programação integrada e de suas reprogramações periódicas ou extraordinárias são fixados em ato normativo do MS e traduzem as negociações efetuadas na CIT e as deliberações do CNS.

11.2. Controle, Avaliação e Auditoria

11.2.1. O cadastro de unidades prestadoras de serviços de saúde (UPS), completo e atualizado, é requisito básico para programar a contratação de serviços assistenciais e para realizar o controle da regularidade dos faturamentos. Compete ao órgão gestor do SUS responsável pelo relacionamento com cada UPS, seja própria, contratada ou conveniada, a garantia da atualização permanente dos dados cadastrais, no banco de dados nacional.

11.2.2. Os bancos de dados nacionais, cujas normas são definidas pelos órgãos do MS, constituem instrumentos essenciais ao exercício das funções de controle, avaliação e auditoria. Por conseguinte, os gestores municipais e estaduais do SUS devem garantir a alimentação permanente e regular desses bancos, de acordo com a relação de dados, informações e cronogramas previamente estabelecidos pelo MS e pelo CNS.

11.2.3. As ações de auditoria analítica e operacional constituem responsabilidades das três esferas gestoras do SUS, o que exige a estruturação do respectivo órgão de controle, avaliação e auditoria, incluindo a definição dos recursos e da metodologia adequada de trabalho. É função desse órgão definir, também, instrumentos para a realização das atividades, consolidar as informações necessárias, analisar os resultados obtidos em decorrência de suas ações, propor medidas corretivas e interagir com outras áreas da administração, visando o pleno exercício, pelo gestor, de suas atribuições, de acordo com a legislação que regulamenta o Sistema Nacional de Auditoria no âmbito do SUS.

11.2.4. As ações de controle devem priorizar os procedimentos técnicos e administrativos prévios à realização de serviços e à ordenação dos respectivos pagamentos, com ênfase na garantia da autorização de internações e procedimentos ambulatoriais – tendo como critério fundamental a necessidade dos usuários – e o rigoroso monitoramento da regularidade e da fidedignidade dos registros de produção e faturamento de serviços.

11.2.5. O exercício da função gestora no SUS, em todos os níveis de governo, exige a articulação permanente das ações de programação, controle, avaliação e auditoria; a integração operacional das unidades organizacionais, que desempenham estas atividades, no âmbito de cada órgão gestor do Sistema; e a apropriação dos seus resultados e a identificação de prioridades, no processo de decisão política da alocação dos recursos.

11.2.6. O processo de reorientação do modelo de atenção e de consolidação do SUS requer o aperfeiçoamento e a disseminação dos instrumentos e técnicas de avaliação de resultados e do impacto das ações do Sistema sobre as condições de saúde da população, priorizando o enfoque epidemiológico e propiciando a permanente seleção de prioridade de intervenção e a reprogramação contínua da alocação de recursos. O acompanhamento da execução das ações programadas é feito permanentemente pelos gestores e periodicamente pelos respectivos Conselhos de Saúde, com base em informações sistematizadas, que devem possibilitar a avaliação qualitativa e quantitativa destas ações. A avaliação do cumprimento das ações programadas em cada nível de governo deve ser feita em Relatório de Gestão Anual, cujo roteiro de elaboração será apresentado pelo MS e apreciado pela CIT e pelo CNS.

12. CUSTEIO DA ASSISTÊNCIA HOSPITALAR E AMBULATORIAL

Os recursos de custeio da esfera federal destinados à assistência hospitalar e ambulatorial, conforme mencionado anteriormente, configuram o TFA, e os seus valores podem ser executados segundo duas modalidades: Transferência Regular e Automática (Fundo a Fundo) e Remuneração por Serviços Produzidos.

12.1. Transferência Regular e Automática Fundo a Fundo

Consiste na transferência de valores diretamente do Fundo Nacional de Saúde aos fundos estaduais e municipais, independente de convênio ou instrumento congênere, segundo as condições de gestão estabelecidas nesta NOB. Esses recursos podem corresponder a uma ou mais de uma das situações descritas a seguir.

12.1.1. Piso Assistencial Básico (PAB)

O PAB consiste em um montante de recursos financeiros destinado ao custeio de procedimentos e ações de assistência básica, de responsabilidade tipicamente municipal. Esse Piso é definido pela multiplicação de um valor *per capita* nacional pela população de cada município (fornecida pelo IBGE) e transferido regular e automaticamente ao fundo de saúde ou conta especial dos municípios e, transitoriamente, ao fundo estadual, conforme condições estipuladas nesta NOB. As transferências do PAB aos Estados correspondem, exclusivamente, ao valor para cobertura da população residente em municípios ainda não habilitados na forma desta Norma Operacional.

O elenco de procedimentos custeados pelo PAB, assim como o valor *per capita* nacional único – base de cálculo deste Piso – são propostos pela CIT e votados no CNS. Nessas definições deve ser observado o perfil de serviços disponíveis na maioria dos municípios, objetivando o progressivo incremento desses serviços, até que a atenção integral à saúde esteja plenamente organizada, em todo o país. O valor *per capita* nacional único é reajustado com a mesma periodicidade, tendo por base, no mínimo, o incremento médio da tabela de procedimentos do Sistema de Informações Ambulatoriais do SUS (SIA/SUS).

A transferência total do PAB será suspensa no caso da não-alimentação, pela SMS junto à SES, dos bancos de dados de interesse nacional, por mais de dois meses consecutivos.

12.1.2. Incentivo aos Programas de Saúde da Família (PSF) e de Agentes Comunitários de Saúde (PACS).

Fica estabelecido um acréscimo percentual ao montante do PAB, de acordo com os critérios a seguir relacionados, sempre que estiverem atuando integradamente à rede municipal, equipes de saúde da família, agentes comunitários de saúde, ou estratégias similares de garantia da integralidade da assistência, avaliadas pelo órgão do MS (SAS/MS) com base em normas da direção nacional do SUS.

a) Programa de Saúde da Família (PSF):

• acréscimo de 3% sobre o valor do PAB para cada 5% da população coberta, até atingir 60% da população total do município;

• acréscimo de 5% para cada 5% da população coberta entre 60% e 90% da população total do município; e

• acréscimo de 7% para cada 5% da população coberta entre 90% e 100% da população total do município.

Esses acréscimos têm, como limite, 80% do valor do PAB original do município.

b) Programa de Agentes Comunitários de Saúde (PACS):

• acréscimo de 1% sobre o valor do PAB para cada 5% da população coberta até atingir 60% da população total do município;

• acréscimo de 2% para cada 5% da população coberta entre 60% e 90% da população total do município; e

• acréscimo de 3% para cada 5% da população coberta entre 90% e 100% da população total do município.

Esses acréscimos têm, como limite, 30% do valor do PAB original do município.

c) Os percentuais não são cumulativos quando a população coberta pelo PSF e pelo PACS ou por estratégias similares for a mesma.

Os percentuais acima referidos são revistos quando do incremento do valor *per capita* nacional único, utilizado para o cálculo do PAB e do elenco de procedimentos relacionados a este Piso. Essa revisão é proposta na CIT e votada no CNS. Por ocasião da incorporação desses acréscimos, o teto financeiro da assistência do Estado é renegociado na CIT e apreciado pelo CNS.

A ausência de informações que comprovem a produção mensal das equipes, durante dois meses consecutivos ou quatro alternados em um ano, acarreta a suspensão da transferência desse acréscimo.

12.1.3. Fração Assistencial Especializada (FAE)

É um montante que corresponde a procedimentos ambulatoriais de média complexidade, medicamentos e insumos excepcionais, órteses e próteses ambulatoriais e Tratamento Fora do Domicílio (TFD), sob gestão do Estado.

O órgão competente do MS formaliza, por portaria, esse elenco a partir de negociação na CIT e que deve ser objeto da programação integrada quanto a sua oferta global no Estado.

A CIB explicita os quantitativos e respectivos valores desses procedimentos, que integram os tetos financeiros da assistência dos municípios em gestão plena do sistema de saúde e os que permanecem sob gestão estadual. Neste último, o valor programado da FAE é transferido, regular e automaticamente, do Fundo Nacional ao Fundo Estadual de Saúde, conforme as condições de gestão das SES definidas nesta NOB. Não integram o elenco de procedimentos cobertos pela FAE aqueles relativos ao PAB e os definidos como de alto custo/complexidade por portaria do órgão competente do Ministério (SAS/MS).

12.1.4. Teto Financeiro da Assistência do Município (TFAM)

É um montante que corresponde ao financiamento do conjunto das ações assistenciais assumidas pela SMS. O TFAM é transferido, regular e automaticamente, do Fundo Nacional ao Fundo Municipal de Saúde, de acordo com as condições de gestão estabelecidas por esta NOB e destina-se ao custeio dos serviços localizados no território do município (exceção feita àqueles eventualmente excluídos da gestão municipal por negociação na CIB).

12.1.5. Teto Financeiro da Assistência do Estado (TFAE)

É um montante que corresponde ao financiamento do conjunto das ações assistenciais sob a responsabilidade da SES. O TFAE corresponde ao TFA fixado na CIT e formalizado em portaria do órgão competente do Ministério (SAS/MS).

Esses valores são transferidos, regular e automaticamente, do Fundo Nacional ao Fundo Estadual de Saúde, de acordo com as condições de gestão estabelecidas por esta NOB, deduzidos os valores comprometidos com as transferências regulares e automáticas ao conjunto de municípios do Estado (PAB e TFAM).

12.1.6. Índice de Valorização de Resultados (IVR)

Consiste na atribuição de valores adicionais equivalentes a até 2% do teto financeiro da assistência do Estado, transferidos, regular e automaticamente, do Fundo Nacional ao Fundo Estadual de Saúde, como incentivo à obtenção de resultados de impacto positivo sobre as condições de saúde da população, segundo critérios definidos pela CIT e fixados em portaria do órgão competente do Ministério (SAS/MS). Os recursos do IVR podem ser transferidos pela SES às SMS, conforme definição da CIB.

12.2. Remuneração por Serviços Produzidos

Consiste no pagamento direto aos prestadores estatais ou privados contratados e conveniados, contra apresentação de faturas, referente a serviços realizados conforme programação e mediante prévia autorização do gestor, segundo valores fixados em tabelas editadas pelo órgão competente do Ministério (SAS/MS).

Esses valores estão incluídos no TFA do Estado e do município e são executados mediante ordenação de pagamento por parte do gestor. Para municípios e Estados que recebem transferências de tetos da assistência (TFAM e TFAE, respectivamente), conforme as condições de gestão estabelecidas nesta NOB, os valores relativos à remuneração por serviços produzidos estão incluídos nos tetos da assistência, definidos na CIB.

A modalidade de pagamento direto, pelo gestor federal, a prestadores de serviços ocorre apenas nas situações em que não fazem parte das transferências regulares e automáticas fundo a fundo, conforme itens a seguir especificados.

12.2.1. Remuneração de Internações Hospitalares

Consiste no pagamento dos valores apurados por intermédio do Sistema de Informações Hospitalares do SUS (SIH/SUS), englobando o conjunto de procedimentos realizados em regime de internação, com base na Autorização de Internação Hospitalar (AIH), documento este de autorização e fatura de serviços.

12.2.2. Remuneração de Procedimentos Ambulatoriais de Alto Custo/Complexidade

Consiste no pagamento dos valores apurados por intermédio do SIA/SUS, com base na Autorização de Procedimentos de Alto Custo (APAC), documento este que identifica cada paciente e assegura a prévia autorização e o registro adequado dos serviços que lhe foram prestados. Compreende procedimentos ambulatoriais integrantes do SIA/SUS definidos na CIT e formalizados por portaria do órgão competente do Ministério (SAS/MS).

12.2.3. Remuneração Transitória por Serviços Produzidos

O MS é responsável pela remuneração direta, por serviços produzidos, dos procedimentos relacionados ao PAB e à FAE, enquanto houver municípios que não estejam na condição de gestão semiplena da NOB 01/93 ou nas condições de gestão municipal definidas nesta NOB naqueles Estados em condição de gestão convencional.

12.2.4. Fatores de Incentivo e Índices de Valorização

O Fator de Incentivo ao Desenvolvimento do Ensino e da Pesquisa em Saúde (FIDEPS) e o Índice de Valorização Hospitalar de Emergência (IVH-E), bem como outros fatores e ou índices que incidam sobre a remuneração por produção de serviços, eventualmente estabelecidos, estão condicionados aos critérios definidos em nível federal e à avaliação da CIB em cada Estado. Esses fatores e índices integram o teto financeiro da assistência do município e do respectivo Estado.

13. CUSTEIO DAS AÇÕES DE VIGILÂNCIA SANITÁRIA

Os recursos da esfera federal destinados à vigilância sanitária configuram o Teto Financeiro da Vigilância Sanitária (TFVS) e os seus valores podem ser executados segundo duas modalidades: Transferência Regular e Automática Fundo a Fundo e Remuneração de Serviços Produzidos.

13.1. Transferência Regular e Automática Fundo a Fundo

Consiste na transferência de valores diretamente do Fundo Nacional de Saúde aos fundos estaduais e municipais, independente de convênio ou instrumento congênere, segundo as condições de gestão estabelecidas nesta NOB. Esses recursos podem corresponder a uma ou mais de uma das situações descritas a seguir.

13.1.1. Piso Básico de Vigilância Sanitária (PBVS)

Consiste em um montante de recursos financeiros destinado ao custeio de procedimentos e ações básicas da vigilância sanitária, de responsabilidade tipicamente municipal. Esse Piso é definido pela multiplicação de um valor per capita nacional pela população de cada município (fornecida pelo IBGE), transferido, regular e automaticamente, ao fundo de saúde ou conta especial dos municípios e, transitoriamente, dos Estados, conforme condições estipuladas nesta NOB. O PBVS somente será transferido a Estados para cobertura da população residente em municípios ainda não habilitados na forma desta Norma Operacional.

O elenco de procedimentos custeados pelo PBVS, assim como o valor per capita nacional único – base de cálculo deste Piso –, é definido em negociação na CIT e formalizado por portaria do órgão competente do Ministério (Secretaria de Vigilância Sanitária – SVS/MS), previamente aprovado no CNS. Nessa definição deve ser observado o perfil de serviços disponíveis na maioria dos municípios, objetivando o progressivo incremento das ações básicas de vigilância sanitária em todo o país. Esses procedimentos integram o Sistema de Informação de Vigilância Sanitária do SUS (SIVS/SUS).

13.1.2. Índice de Valorização do Impacto em Vigilância Sanitária (IVISA)

Consiste na atribuição de valores adicionais equivalentes a até 2% do teto financeiro da vigilância sanitária do Estado, a serem transferidos, regular e automaticamente, do Fundo Nacional ao Fundo Estadual de Saúde, como incentivo à obtenção de resultados de impacto significativo sobre as condições de vida da população, segundo critérios definidos na CIT, e fixados em portaria do órgão competente do Ministério (SVS/MS), previamente aprovados no CNS. Os recursos do IVISA podem ser transferidos pela SES às SMS, conforme definição da CIB.

13.2. Remuneração Transitória por Serviços Produzidos

13.2.1. Programa Desconcentrado de Ações de Vigilância Sanitária (PDAVS)

Consiste no pagamento direto às SES e SMS, pela prestação de serviços relacionados às ações de competência exclusiva da SVS/MS, contra a apresentação de demonstrativo de atividades realizadas pela SES ao Ministério. Após negociação e aprovação na CIT e prévia aprovação no CNS, e observadas as condições estabelecidas nesta NOB, a SVS/MS publica a tabela de procedimentos do PDAVS e o valor de sua remuneração.

13.2.2. Ações de Média e Alta Complexidade em Vigilância Sanitária

Consiste no pagamento direto às SES e às SMS, pela execução de ações de média e alta complexidade de competência estadual e municipal contra a apresentação de demonstrativo de atividades realizadas ao MS. Essas ações e o valor de sua remuneração são definidos em negociação na CIT e formalizados em portaria do órgão competente do Ministério (SVS/MS), previamente aprovadas no CNS.

14. CUSTEIO DAS AÇÕES DE EPIDEMIOLOGIA E DE CONTROLE DE DOENÇAS

Os recursos da esfera federal destinados às ações de epidemiologia e controle de doenças não contidas no elenco de procedimentos do SIA/SUS e SIH/SUS configuram o Teto Financeiro de Epidemiologia e Controle de Doenças (TFECD).

O elenco de procedimentos a serem custeados com o TFECD é definido em negociação na CIT, aprovado pelo

CNS e formalizado em ato próprio do órgão específico do MS (Fundação Nacional de Saúde – FNS/MS). As informações referentes ao desenvolvimento dessas ações integram sistemas próprios de informação definidos pelo Ministério da Saúde.

O valor desse Teto para cada Estado é definido em negociação na CIT, com base na PPI, a partir das informações fornecidas pelo Comitê Interinstitucional de Epidemiologia e formalizado em ato próprio do órgão específico do MS (FNS/MS).

Esse Comitê, vinculado ao Secretário Estadual de Saúde, articulando os órgãos de epidemiologia da SES, do MS no Estado e de outras entidades que atuam no campo da epidemiologia e controle de doenças, é uma instância permanente de estudos, pesquisas, análises de informações e de integração de instituições afins.

Os valores do TFECD podem ser executados por ordenação do órgão específico do MS, conforme as modalidades apresentadas a seguir.

14.1. Transferência Regular e Automática Fundo a Fundo

Consiste na transferência de valores diretamente do Fundo Nacional de Saúde aos Fundos Estaduais e Municipais, independentemente de convênio ou instrumento congênere, segundo as condições de gestão estabelecidas nesta NOB e na PPI, aprovada na CIT e no CNS.

14.2. Remuneração por Serviços Produzidos

Consiste no pagamento direto às SES e SMS, pelas ações de epidemiologia e controle de doenças, conforme tabela de procedimentos discutida na CIT e aprovada no CNS, editada pelo MS, observadas as condições de gestão estabelecidas nesta NOB, contra apresentação de demonstrativo de atividades realizadas, encaminhado pela SES ou SMS ao MS.

14.3. Transferência por Convênio

Consiste na transferência de recursos oriundos do órgão específico do MS (FNS/MS), por intermédio do Fundo Nacional de Saúde, mediante programação e critérios discutidos na CIT e aprovados pelo CNS, para:

a) estímulo às atividades de epidemiologia e controle de doenças;

b) custeio de operações especiais em epidemiologia e controle de doenças;

c) financiamento de projetos de cooperação técnico-científica na área de epidemiologia e controle de doenças, quando encaminhados pela CIB.

CUSTEIO FEDERAL DESTINADO ÀS AÇÕES E SERVIÇOS DE SAÚDE

1. Custeio do Atendimento Ambulatorial e do Atendimento Hospitalar
2. Custeio das Ações de Vigilância Sanitária
3. Custeio das Ações de Epidemiologia e do Controle de Doenças

TGF = TFA + TFVS + TFECD

TGF = Teto Financeiro Global

TFA = Teto Financeiro de Assistência

TFVS = Teto Financeiro de Vigilância Sanitária

TFECD = Teto Financeiro de Epidemiologia e Controle de Doenças

Custeio/Transferências
Atendimento Ambulatorial e Hospitalar

A1. Transferência Regular e Automática – Fundo a Fundo
– Piso Assistencial Básico (PAB)
  PAB = valor *per capita* × população do município
– Incentivo ao PSF e ao PACS
– Fração Assistencial Especial (FAE)
– Teto Financeiro da Assistência do Estado (TFAE)
– Índice de Valorização dos Resultados

A2. Remuneração por Serviços Prestados
– Remuneração de Internações Hospitalares (Base na AIH)
– Remuneração de Procedimentos Ambulatoriais de Alto Custo e Complexidade
– Remuneração Transitória por Serviços Prestados

Custeio/Transferências
Ações de Vigilância Sanitária

B1. Transferência Regular e Automática Fundo a Fundo
- Piso Básico de Vigilância Sanitária (PBVS)
  PBVS = valor *per capita* x população do município
- Índice de Valorização do Impacto em Vigilância Sanitária

B2. Remuneração Transitória por Serviços Produzidos
- Programa Desconcentrado de Ações de Vigilância Sanitária
- Ações de Média e Alta Complexidade em Vigilância Sanitária

Custeio/Transferências
Ações de Epidemiologia e de Controle de Doenças

C1 – Transferência Regular e Automática Fundo a Fundo

C2 – Remuneração por Serviços Prestados

C3 – Transferência por Convênio

PROGRAMAÇÃO DO CUSTEIO

1. SMS elabora a programação pactuada e integrada (PPI)
2. O Conselho Municipal de Saúde (CMS) aprova a PPI
3. A SES harmoniza e contabiliza as PPIs de todos os Municípios e negocia na Comissão Inter-Gestores Bipartite (CIB)
4. O Conselho Estadual de Saúde (CES) aprova o TFG do Estado e envia ao Ministério da Saúde.

Todos os valores (Pisos, Tetos, Frações, Índices) são definidos com base na PPI, Negociados nas CIBs e CIT, aprovados nos CES e CNS.

15. CONDIÇÕES DE GESTÃO DO MUNICÍPIO

As condições de gestão, estabelecidas nesta NOB, explicitam as responsabilidades do gestor municipal, os requisitos relativos às modalidades de gestão e as prerrogativas que favorecem o seu desempenho.

A habilitação dos municípios às diferentes condições de gestão significa a declaração dos compromissos assumidos por parte do gestor perante os outros gestores e perante a população sob sua responsabilidade.

A partir desta NOB, os municípios podem habilitar-se em duas condições:

a) Gestão Plena da Atenção Básica; e
B) Gestão Plena do Sistema Municipal.

Os municípios que não aderirem ao processo de habilitação permanecem, para efeito desta Norma Operacional, na condição de prestadores de serviços ao Sistema, cabendo ao Estado a gestão do SUS naquele território municipal, enquanto for mantida a situação de não-habilitado.

15.1. Gestão Plena da Atenção Básica

15.1.1. Responsabilidades

a) Elaboração de programação municipal dos serviços básicos, inclusive domiciliares e comunitários, e da proposta de referência ambulatorial especializada e hospitalar para seus munícipes, com incorporação negociada à programação estadual.

b) Gerência de unidades ambulatoriais próprias.

c) Gerência de unidades ambulatoriais do Estado ou da União, salvo se a CIB ou a CIT definir outra divisão de responsabilidades.

d) Reorganização das unidades sob gestão pública (estatais, conveniadas e contratadas), introduzindo a prática do cadastramento nacional dos usuários do SUS, com vistas à vinculação de clientela e à sistematização da oferta dos serviços.

e) Prestação dos serviços relacionados aos procedimentos cobertos pelo PAB e acompanhamento, no caso de referência interna ou externa ao município, dos demais serviços prestados aos seus munícipes, conforme a PPI, mediado pela relação gestor-gestor com a SES e as demais SMS.

f) Contratação, controle, auditoria e pagamento aos prestadores dos serviços contidos no PAB.

g) Operação do SIA/SUS quanto a serviços cobertos pelo PAB, conforme normas do MS, e alimentação, junto à SES, dos bancos de dados de interesse nacional.

h) Autorização, desde que não haja definição em contrário da CIB, das internações hospitalares e dos procedimentos ambulatoriais especializados, realizados no município, que continuam sendo pagos por produção de serviços.

i) Manutenção do cadastro atualizado das unidades assistenciais sob sua gestão, segundo normas do MS.

j) Avaliação permanente do impacto das ações do Sistema sobre as condições de saúde dos seus munícipes e sobre o seu meio ambiente.

k) Execução das ações básicas de vigilância sanitária, incluídas no PBVS.

l) Execução das ações básicas de epidemiologia, de controle de doenças e de ocorrências mórbidas, decorrentes de causas externas, como acidentes, violências e outras, incluídas no TFECD.

m) Elaboração do relatório anual de gestão e aprovação pelo CMS.

15.1.2. Requisitos

a) Comprovar o funcionamento do CMS.

b) Comprovar a operação do Fundo Municipal de Saúde.

c) Apresentar o Plano Municipal de Saúde e comprometer-se a participar da elaboração e da implementação da PPI do Estado, assim como da alocação de recursos expressa na programação.

d) Comprovar capacidade técnica e administrativa e condições materiais para o exercício de suas responsabilidades e prerrogativas quanto à contratação, ao pagamento, ao controle e à auditoria dos serviços sob sua gestão.

e) Comprovar a dotação orçamentária do ano e o dispêndio realizado no ano anterior, correspondente à contrapartida de recursos financeiros próprios do Tesouro Municipal, de acordo com a legislação em vigor.

f) Formalizar junto ao gestor estadual, com vistas à CIB, após aprovação pelo CMS, o pleito de habilitação, atestando o cumprimento dos requisitos relativos à condição de gestão pleiteada.

g) Dispor de médico formalmente designado como responsável pela autorização prévia, controle e auditoria dos procedimentos e serviços realizados.

h) Comprovar a capacidade para o desenvolvimento de ações de vigilância sanitária.

i) Comprovar a capacidade para o desenvolvimento de ações de vigilância epidemiológica.

j) Comprovar a disponibilidade de estrutura de recursos humanos para supervisão e auditoria da rede de unidades, dos profissionais e dos serviços realizados.

15.1.3. Prerrogativas

a) Transferência, regular e automática, dos recursos correspondentes ao Piso da Atenção Básica (PAB).

b) Transferência, regular e automática, dos recursos correspondentes ao Piso Básico de Vigilância Sanitária (PBVS).

c) Transferência, regular e automática, dos recursos correspondentes às ações de epidemiologia e de controle de doenças.

d) Subordinação, à gestão municipal, de todas as unidades básicas de saúde, estatais ou privadas (lucrativas e filantrópicas), estabelecidas no território municipal.

15.2. Gestão Plena do Sistema Municipal

15.2.1. Responsabilidades

a) Elaboração de toda a programação municipal, contendo, inclusive, a referência ambulatorial especializada e hospitalar, com incorporação negociada à programação estadual.

b) Gerência de unidades próprias, ambulatoriais e hospitalares, inclusive as de referência.

c) Gerência de unidades ambulatoriais e hospitalares do Estado e da União, salvo se a CIB ou a CIT definir outra divisão de responsabilidades.

d) Reorganização das unidades sob gestão pública (estatais, conveniadas e contratadas), introduzindo a prática do cadastramento nacional dos usuários do SUS, com vistas à vinculação da clientela e sistematização da oferta dos serviços.

e) Garantia da prestação de serviços em seu território, inclusive os serviços de referência aos não-residentes, no caso de referência interna ou externa ao município, dos demais serviços prestados aos seus munícipes, conforme a PPI, mediado pela relação gestor-gestor com a SES e as demais SMS.

f) Normalização e operação de centrais de controle de procedimentos ambulatoriais e hospitalares relativos à assistência aos seus munícipes e à referência intermunicipal.

g) Contratação, controle, auditoria e pagamento aos prestadores de serviços ambulatoriais e hospitalares, cobertos pelo TFGM.

h) Administração da oferta de procedimentos ambulatoriais de alto custo e procedimentos hospitalares de alta complexidade conforme a PPI e segundo normas federais e estaduais.

i) Operação do SIH e do SIA/SUS, conforme normas do MS, e alimentação, junto às SES, dos bancos de dados de interesse nacional.

j) Manutenção do cadastro atualizado de unidades assistenciais sob sua gestão, segundo normas do MS.

k) Avaliação permanente do impacto das ações do Sistema sobre as condições de saúde dos seus munícipes e sobre o meio ambiente.

l) Execução das ações básicas, de média e alta complexidade em vigilância sanitária, bem como, opcionalmente, das ações do PDAVS.

m) Execução de ações de epidemiologia, de controle de doenças e de ocorrências mórbidas, decorrentes de causas externas, como acidentes, violências e outras incluídas no TFECD.

15.2.2. Requisitos

a) Comprovar o funcionamento do CMS.

b) Comprovar a operação do Fundo Municipal de Saúde.

c) Participar da elaboração e da implementação da PPI do Estado, assim como da alocação de recursos expressa na programação.

d) Comprovar capacidade técnica e administrativa e condições materiais para o exercício de suas responsabilidades e prerrogativas quanto à contratação, ao pagamento, ao controle e à auditoria dos serviços sob sua gestão, bem como avaliar o impacto das ações do Sistema sobre a saúde dos seus munícipes.

e) Comprovar a dotação orçamentária do ano e o dispêndio no ano anterior correspondente à contrapartida de recursos financeiros próprios do Tesouro Municipal, de acordo com a legislação em vigor.

f) Formalizar, junto ao gestor estadual com vistas à CIB, após aprovação pelo CMS, o pleito de habilitação, atestando o cumprimento dos requisitos específicos relativos à condição de gestão pleiteada.

g) Dispor de médico formalmente designado pelo gestor como responsável pela autorização prévia, controle e auditoria dos procedimentos e serviços realizados.

h) Apresentar o Plano Municipal de Saúde, aprovado pelo CMS, que deve conter as metas estabelecidas, a integração e articulação do município na rede estadual e respectivas responsabilidades na programação integrada do Estado, incluindo detalhamento da programação de ações e serviços que compõem o sistema municipal, bem como os indicadores mediante os quais será efetuado o acompanhamento.

i) Comprovar o funcionamento de serviço estruturado de vigilância sanitária e capacidade para o desenvolvimento de ações de vigilância sanitária.

j) Comprovar a estruturação de serviços e atividades de vigilância epidemiológica e de controle de zoonoses.

k) Apresentar o Relatório de Gestão do ano anterior à solicitação do pleito, devidamente aprovado pelo CMS.

l) Assegurar a oferta, em seu território, de todo o elenco de procedimentos cobertos pelo PAB e, adicionalmente, de serviços de apoio a diagnóstico em patologia clínica e radiologia básicas.

m) Comprovar a estruturação do componente municipal do Sistema Nacional de Auditoria (SNA).

n) Comprovar a disponibilidade de estrutura de recursos humanos para supervisão e auditoria da rede de unidades, dos profissionais e dos serviços realizados.

15.2.3. Prerrogativas

a) Transferência, regular e automática, dos recursos referentes ao Teto Financeiro da Assistência (TFA).

b) Normalização complementar relativa ao pagamento de prestadores de serviços assistenciais em seu território, inclusive quanto a alteração de valores de procedimentos, tendo a tabela nacional como referência mínima, desde que aprovada pelo CMS e pela CIB.

c) Transferência regular e automática fundo a fundo dos recursos correspondentes ao Piso Básico de Vigilância Sanitária (PBVS).

d) Remuneração por serviços de vigilância sanitária de média e alta complexidade e, remuneração pela execução do Programa Desconcentrado de Ações de Vigilância Sanitária (PDAVS), quando assumido pelo município.

e) Subordinação, à gestão municipal, do conjunto de todas as unidades ambulatoriais especializadas e hospitalares, estatais ou privadas (lucrativas e filantrópicas), estabelecidas no território municipal.

f) Transferência de recursos referentes às ações de epidemiologia e controle de doenças, conforme definição da CIT.

16. CONDIÇÕES DE GESTÃO DO ESTADO

As condições de gestão, estabelecidas nesta NOB, explicitam as responsabilidades do gestor estadual, os requisitos relativos às modalidades de gestão e as prerrogativas que favorecem o seu desempenho.

A habilitação dos Estados às diferentes condições de gestão significa a declaração dos compromissos assumidos por parte do gestor perante os outros gestores e perante a população sob sua responsabilidade.

A partir desta NOB, os Estados poderão habilitar-se em duas condições de gestão:

A) Gestão Avançada do Sistema Estadual; e
B) Gestão Plena do Sistema Estadual.

Os Estados que não aderirem ao processo de habilitação permanecem na condição de gestão convencional, desempenhando as funções anteriormente assumidas ao longo do processo de implantação do SUS, não fazendo jus às novas prerrogativas introduzidas por esta NOB, exceto ao PDAVS nos termos definidos pela SVS/MS. Essa condição corresponde ao exercício de funções mínimas de gestão do Sistema, que foram progressivamente incorporadas pelas SES, não estando sujeita a procedimento específico de habilitação nesta NOB.

16.1. Responsabilidades comuns às duas condições de gestão estadual

a) Elaboração da PPI do Estado, contendo a referência intermunicipal e coordenação da negociação na CIB para alocação dos recursos, conforme expresso na programação.

b) Elaboração e execução do Plano Estadual de Prioridades de Investimentos, negociado na CIB e aprovado pelo CES.

c) Gerência de unidades estatais da hemorrede e de laboratórios de referência para controle de qualidade, para vigilância sanitária e para a vigilância epidemiológica.

d) Formulação e execução da política de sangue e hemoterapia.

e) Organização de sistemas de referência, bem como a normalização e operação de câmara de compensação de AIH, procedimentos especializados e de alto custo e ou alta complexidade.

f) Formulação e execução da política estadual de assistência farmacêutica, em articulação com o MS.

g) Normalização complementar de mecanismos e instrumentos de administração da oferta e controle da prestação de serviços ambulatoriais, hospitalares, de alto custo, do tratamento fora do domicílio e dos medicamentos e insumos especiais.

h) Manutenção do cadastro atualizado de unidades assistenciais sob sua gestão, segundo normas do MS.

i) Cooperação técnica e financeira com o conjunto de municípios, objetivando a consolidação do processo de descentralização, a organização da rede regionalizada e hierarquizada de serviços, a realização de ações de epidemiologia, de controle de doenças, de vigilância sanitária, assim como o pleno exercício das funções gestoras de planejamento, controle, avaliação e auditoria.

j) Implementação de políticas de integração das ações de saneamento às de saúde.

k) Coordenação das atividades de vigilância epidemiológica e de controle de doenças e execução complementar conforme previsto na Lei nº 8.080/90.

l) Execução de operações complexas voltadas ao controle de doenças que possam se beneficiar da economia de escala.

m) Coordenação das atividades de vigilância sanitária e execução complementar conforme previsto na Lei nº 8.080/90.

n) Execução das ações básicas de vigilância sanitária referente aos municípios não habilitados nesta NOB.

o) Execução das ações de média e alta complexidade de vigilância sanitária, exceto as realizadas pelos municípios habilitados na condição de gestão plena de sistema municipal.

p) Execução do PDAVS nos termos definidos pela SVS/MS.

q) Apoio logístico e estratégico às atividades à atenção à saúde das populações indígenas, na conformidade de critérios estabelecidos pela CIT.

16.2. Requisitos comuns às duas condições de gestão estadual

a) Comprovar o funcionamento do CES.

b) Comprovar o funcionamento da CIB.

c) Comprovar a operação do Fundo Estadual de Saúde.

d) Apresentar o Plano Estadual de Saúde, aprovado pelo CES, que deve conter:

- as metas pactuadas;
- a programação integrada das ações ambulatoriais, hospitalares e de alto custo, de epidemiologia e de controle de doenças – incluindo, entre outras, as atividades de vacinação, de controle de vetores e de reservatórios – de saneamento, de pesquisa e desenvolvimento tecnológico, de educação e de comunicação em saúde, bem como as relativas às ocorrências mórbidas decorrentes de causas externas;
- as estratégias de descentralização das ações de saúde para municípios;
- as estratégias de reorganização do modelo de atenção; e
- os critérios utilizados e os indicadores por meio dos quais é efetuado o acompanhamento das ações.

e) Apresentar relatório de gestão aprovado pelo CES, relativo ao ano anterior à solicitação do pleito.

f) Comprovar a transferência da gestão da atenção hospitalar e ambulatorial aos municípios habilitados, conforme a respectiva condição de gestão.

g) Comprovar a estruturação do componente estadual do SNA.

h) Comprovar capacidade técnica e administrativa e condições materiais para o exercício de suas responsabilidades e prerrogativas, quanto à contratação, ao pagamento, ao controle e à auditoria dos serviços sob sua gestão e quanto à avaliação do impacto das ações do Sistema sobre as condições de saúde da população do Estado.

i) Comprovar a dotação orçamentária do ano e o dispêndio no ano anterior, correspondente à contrapartida de recursos financeiros próprios do Tesouro Estadual, de acordo com a legislação em vigor.

j) Apresentar à CIT a formalização do pleito, devidamente aprovado pelo CES e pela CIB, atestando o cumprimento dos requisitos gerais e específicos relativos à condição de gestão pleiteada.

k) Comprovar a criação do Comitê Interinstitucional de Epidemiologia, vinculado ao Secretário Estadual de Saúde.

l) Comprovar o funcionamento de serviço de vigilância sanitária no Estado, organizado segundo a legislação e capacidade de desenvolvimento de ações de vigilância sanitária.

m) Comprovar o funcionamento de serviço de vigilância epidemiológica no Estado.

16.3. Gestão Avançada do Sistema Estadual

16.3.1. Responsabilidades Específicas

a) Contratação, controle, auditoria e pagamento do conjunto dos serviços, sob gestão estadual, contidos na FAE;

b) Contratação, controle, auditoria e pagamento dos prestadores de serviços incluídos no PAB dos municípios não habilitados;

c) Ordenação do pagamento dos demais serviços hospitalares e ambulatoriais, sob gestão estadual;

d) Operação do SIA/SUS, conforme normas do MS, e alimentação dos bancos de dados de interesse nacional.

16.3.2. Requisitos Específicos

a) Apresentar a programação pactuada e integrada ambulatorial, hospitalar e de alto custo, contendo a referência intermunicipal e os critérios para a sua elaboração.

b) Dispor de 60% dos municípios do Estado habilitados nas condições de gestão estabelecidas nesta NOB, independente do seu contingente populacional; ou 40% dos municípios habilitados, desde que, nestes, residam 60% da população.

c) Dispor de 30% do valor do TFA comprometido com transferências regulares e automáticas aos municípios.

16.3.3. Prerrogativas

a) Transferência regular e automática dos recursos correspondentes à Fração Assistencial Especializada (FAE) e ao Piso Assistencial Básico (PAB) relativos aos municípios não-habilitados.

b) Transferência regular e automática do Piso Básico de Vigilância Sanitária (PBVS) referente aos municípios não habilitados nesta NOB.

c) Transferência regular e automática do Índice de Valorização do Impacto em Vigilância Sanitária (IVISA).

d) Remuneração por serviços produzidos na área da vigilância sanitária.

e) Transferência de recursos referentes às ações de epidemiologia e controle de doenças.

16.4. Gestão Plena do Sistema Estadual

16.4.1. Responsabilidades Específicas

a) Contratação, controle, auditoria e pagamento aos prestadores do conjunto dos serviços sob gestão estadual, conforme definição da CIB.

b) Operação do SIA/SUS e do SIH/SUS, conforme normas do MS, e alimentação dos bancos de dados de interesse nacional.

16.4.2. Requisitos Específicos

a) Comprovar a implementação da programação integrada das ações ambulatoriais, hospitalares e de alto custo, contendo a referência intermunicipal e os critérios para a sua elaboração.

b) Comprovar a operacionalização de mecanismos de controle da prestação de serviços ambulatoriais e hospitalares, tais como: centrais de controle de leitos e internações, de procedimentos ambulatoriais e hospitalares de alto/custo e ou complexidade e de marcação de consultas especializadas.

c) Dispor de 80% dos municípios habilitados nas condições de gestão estabelecidas nesta NOB, independente do seu contingente populacional; ou 50% dos municípios, desde que, nestes, residam 80% da população.

d) Dispor de 50% do valor do TFA do Estado comprometido com transferências regulares e automáticas aos municípios.

16.4.3. Prerrogativas

a) Transferência regular e automática dos recursos correspondentes ao valor do Teto Financeiro da Assistência (TFA), deduzidas as transferências fundo a fundo realizadas a municípios habilitados.

b) Transferência regular e automática dos recursos correspondentes ao Índice de Valorização de Resultados (IVR).

c) Transferência regular e automática do Piso Básico de Vigilância Sanitária (PBVS) referente aos municípios não habilitados nesta NOB.

d) Transferência regular e automática do Índice de valorização do Impacto em Vigilância Sanitária (IVISA).

e) Remuneração por serviços produzidos na área da vigilância sanitária.

f) Normalização complementar, pactuada na CIB e aprovada pelo CES, relativa ao pagamento de prestadores de serviços assistenciais sob sua contratação, inclusive alteração de valores de procedimentos, tendo a tabela nacional como referência mínima.

g) Transferência de recursos referentes às ações de epidemiologia e de controle de doenças.

17. DISPOSIÇÕES GERAIS E TRANSITÓRIAS

17.1. As responsabilidades que caracterizam cada uma das condições de gestão definidas nesta NOB constituem um elenco mínimo e não impedem a incorporação de outras pactuadas na CIB e aprovadas pelo CES, em especial aquelas já assumidas em decorrência da NOB-SUS Nº 01/93.

17.2. No processo de habilitação às condições de gestão estabelecidas nesta NOB, são considerados os requisitos já cumpridos para habilitação nos termos da NOB-SUS nº 01/93, cabendo ao município ou ao Estado pleiteante a comprovação exclusiva do cumprimento dos requisitos introduzidos ou alterados pela presente Norma Operacional, observando os seguintes procedimentos:

17.2.1.para que os municípios habilitados atualmente nas condições de gestão incipiente e parcial possam assumir a condição plena da atenção básica definida nesta NOB, devem apresentar à CIB os seguintes documentos, que completam os requisitos para habilitação:

17.2.1.1. ofício do gestor municipal pleiteando a alteração na condição de gestão;

17.2.1.2. ata do CMS aprovando o pleito de mudança de habilitação;

17.2.1.3. ata das três últimas reuniões do CMS;

17.2.1.4. extrato de movimentação bancária do Fundo Municipal de Saúde relativo ao trimestre anterior à apresentação do pleito;

17.2.1.5. comprovação, pelo gestor municipal, de condições técnicas para processar o SIA/SUS;

17.2.1.6. declaração do gestor municipal comprometendo-se a alimentar, junto à SES, o banco de dados nacional do SIA/SUS;

17.2.1.7. proposta aprazada de estruturação do serviço de controle e avaliação municipal;

17.2.1.8. comprovação da garantia de oferta do conjunto de procedimentos coberto pelo PAB; e

17.2.1.9. ata de aprovação do relatório de gestão no CMS;

17.2.2. para que os municípios habilitados atualmente na condição de gestão semiplena possam assumir a condição de gestão plena do sistema municipal definida nesta NOB, devem comprovar à CIB:

17.2.2.1. a aprovação do relatório de gestão pelo CMS, mediante apresentação da ata correspondente;

17.2.2.2. a existência de serviços que executem os procedimentos cobertos pelo PAB no seu território, e de serviços de apoio a diagnóstico em patologia clínica e radiologia básica simples, oferecidos no próprio município ou contratados de outro gestor municipal;

17.2.2.3. a estruturação do componente municipal do SNA; e

17.2.2.4. a integração e articulação do município na rede estadual e respectivas responsabilidades na PPI. Caso o município não atenda a esse requisito, pode ser enquadrado na condição de gestão plena da atenção básica até que disponha de tais condições, submetendo-se, neste caso, aos mesmos procedimentos referidos no item 17.2.1;

17.2.3. os Estados habilitados atualmente nas condições de gestão parcial e semiplena devem apresentar a comprovação dos requisitos adicionais relativos à nova condição pleiteada na presente NOB.

17.3. A habilitação de municípios à condição de gestão plena da atenção básica é decidida na CIB dos Estados habilitados às condições de gestão avançada e plena do sistema estadual, cabendo recurso ao CES. A SES respectiva deve informar ao MS a habilitação procedida, para fins de formalização por portaria, observando as disponibilidades financeiras para a efetivação das transferências regulares e automáticas pertinentes. No que se refere à gestão plena do sistema municipal, a habilitação dos municípios é decidida na CIT, com base em relatório da CIB e formalizada em ato da SAS/MS. No caso dos Estados categorizados na condição de gestão convencional, a habilitação dos municípios a qualquer das condições de gestão será decidida na CIT, com base no processo de avaliação elaborado e encaminhado pela CIB, e formalizada em ato do MS.

17.4. A habilitação de Estados a qualquer das condições de gestão é decidida na CIT e formalizada em ato do MS, cabendo recurso ao CNS.

17.5. Os instrumentos para a comprovação do cumprimento dos requisitos para habilitação ao conjunto das condições de gestão de Estados e municípios, previsto nesta NOB, estão sistematizados no ANEXO I.

17.6. Os municípios e Estados habilitados na forma da NOB-SUS Nº 01/93 permanecem nas respectivas condições de gestão até sua habilitação em uma das condições estabelecidas por esta NOB, ou até a data limite a ser fixada pela CIT.

17.7. A partir da data da publicação desta NOB, não serão procedidas novas habilitações ou alterações de condição de gestão na forma da NOB-SUS nº 01/93. Ficam excetuados os casos já aprovados nas CIB, que devem ser protocolados na CIT, no prazo máximo de 30 dias.

17.8. A partir da publicação desta NOB, ficam extintos o Fator de Apoio ao Estado, o Fator de Apoio ao Município e as transferências dos saldos de teto financeiro relativos às condições de gestão municipal e estadual parciais, previstos, respectivamente, nos itens 3.1.4; 3.2; 4.1.2 e 4.2.1 da NOB-SUS nº 01/93.

17.9. A permanência do município na condição de gestão a que for habilitado, na forma desta NOB, está sujeita a processo permanente de acompanhamento e avaliação, realizado pela SES e submetido à apreciação da CIB, tendo por base critérios estabelecidos pela CIB e pela CIT, aprovados pelos respectivos Conselhos de Saúde.

17.10. De maneira idêntica, a permanência do Estado na condição de gestão a que for habilitado, na forma desta NOB, está sujeita a processo permanente de acompanhamento e avaliação, realizado pelo MS e submetido à apreciação da CIT, tendo por base critérios estabelecidos por esta Comissão e aprovados pelo CNS.

17.11. O gestor do município habilitado na condição de Gestão Plena da Atenção Básica que ainda não dispõe de serviços suficientes para garantir, à sua população, a totalidade de procedimentos cobertos pelo PAB, pode negociar, diretamente, com outro gestor municipal, a compra dos serviços não disponíveis, até que essa oferta seja garantida no próprio município.

17.12. Para implantação do PAB, ficam as CIB autorizadas a estabelecer fatores diferenciados de ajuste até um valor máximo fixado pela CIT e formalizado por portaria do Ministério (SAS/MS). Esses fatores são destinados aos municípios habilitados, que apresentam gastos per capita em ações de atenção básica superiores ao valor per capita nacional único (base de cálculo do PAB), em decorrência de avanços na organização do sistema. O valor adicional atribuído a cada município é formalizado em ato próprio da SES.

17.13. O valor per capita nacional único, base de cálculo do PAB, é aplicado a todos os municípios, habilitados ou não nos termos desta NOB. Aos municípios não habilitados, o valor do PAB é limitado ao montante do valor per capita nacional multiplicado pela população e pago por produção de serviço.

17.14. Num primeiro momento, em face da inadequação dos sistemas de informação de abrangência nacional para aferição de resultados, o IVR é atribuído aos estados a título de valorização de desempenho na gestão do Sistema, conforme critérios estabelecidos pela CIT e formalizados por portaria do Ministério (SAS/MS).

17.15. O MS continua efetuando pagamento por produção de serviços (relativos aos procedimentos cobertos pelo PAB) diretamente aos prestadores, somente no caso daqueles municípios não-habilitados na forma desta NOB, situados em Estados em gestão convencional.

17.16. Também em relação aos procedimentos cobertos pela FAE, o MS continua efetuando o pagamento por produção de serviços diretamente a prestadores, somente no caso daqueles municípios habilitados em gestão plena da atenção básica e os não habilitados, na forma desta NOB, situados em Estados em gestão convencional.

17.17. As regulamentações complementares necessárias à operacionalização desta NOB são objeto de discussão e negociação na CIT, observadas as diretrizes estabelecidas pelo CNS, com posterior formalização, mediante portaria do MS.

SIGLAS UTILIZADAS

- AIH – Autorização de Internação Hospitalar
- CES – Conselho Estadual de Saúde
- CIB – Comissão Intergestores Bipartite
- CIT – Comissão Intergestores Tripartite
- CMS – Conselho Municipal de Saúde
- CNS – Conselho Nacional de Saúde
- COFINS – Contribuição Social para o Financiamento da Seguridade Social

- CONASEMS – Conselho Nacional de Secretários Municipais de Saúde
- CONASS – Conselho Nacional de Secretários Estaduais de Saúde
- FAE – Fração Assistencial Especializada
- FIDEPS – Fator de Incentivo ao Desenvolvimento do Ensino e da Pesquisa
- FNS – Fundação Nacional de Saúde
- INSS – Instituto Nacional de Seguridade Social
- IVH-E – Índice de Valorização Hospitalar de Emergência
- IVISA – Índice de Valorização do Impacto em Vigilânica Sanitária
- IVR – Índice de Valorização de Resultados
- MS – Ministério da Saúde
- NOB – Norma Operacional Básica
- PAB – Piso Assistencial Básico.
- PACS – Programa de Agentes Comunitários de Saúde
- PBVS – Piso Básico de Vigilância Sanitária
- PDAVS – Programa Desconcentrado de Ações de Vigilância Sanitária
- PPI – Programação Pactuada e Integrada
- PSF – Programa de Saúde da Família
- SAS – Secretaria de Assistência à Saúde
- SES – Secretaria Estadual de Saúde
- SIA/SUS – Sistema de Informações Ambulatoriais do SUS
- SIH/SUS – Sistema de Informações Hospitalares do SUS
- SMS – Secretaria Municipal de Saúde
- SNA – Sistema Nacional de Auditoria
- SUS – Sistema Único de Saúde
- SVS – Secretaria de Vigilância Sanitária
- TFA – Teto Financeiro da Assistência
- TFAE – Teto Financeiro da Assistência do Estado
- TFAM – Teto Financeiro da Assistência do Município
- TFECD – Teto Financeiro da Epidemiologia e Controle de Doenças
- TFG – Teto Financeiro Global
- TFGE – Teto Financeiro Global do Estado
- TFGM – Teto Financeiro Global do Município
- TFVS – Teto Financeiro da Vigilância Sanitária

Conselho de Saúde

O CONSELHO DE SAÚDE E SEU PAPEL JUNTO AOS ÓRGÃOS GESTORES DO SUS

A legislação federal estabeleceu as normas gerais que orientam a participação da comunidade na gestão do SUS, através de:

Conferências de Saúde que são instâncias colegiadas, de caráter consultivo, que possibilitam a inserção da participação social no âmbito do poder executivo, tendo como objetivo avaliar a situação de saúde e propor as diretrizes da política de saúde em cada nível de governo; e dos Conselhos de Saúde que buscam participar da discussão das políticas de saúde tendo uma atuação independente do governo, embora façam parte de sua estrutura e, onde se manifestam, com maior ou menor representatividade, os interesses dos diferentes segmentos sociais, possibilitando a negociação de propostas que pretendem direcionar os recursos para prioridades diferentes.

A participação, na perspectiva do controle social, permite à população interferir na gestão da saúde, colocando as ações e os serviços na direção dos interesses da comunidade e estabelecendo uma nova relação entre o Estado e a Sociedade, na qual o conhecimento da realidade de saúde das comunidades é o fator determinante na tomada de decisão por parte do gestor.

Os Conselhos são instâncias colegiadas constituídas em cada esfera de governo, com caráter permanente e deliberativo, ao qual compete – conforme disposto no § 2º do artigo 1º da Lei 8.142/90.

"Atuar na formulação de estratégias da política de saúde, e no controle da execução da política de saúde, incluídos seus aspectos econômicos e financeiros."

Podemos concluir, então, que o caráter deliberativo do Conselho não admite que o mesmo seja transitório, ou funcione somente quando convocado, mas pressupõe uma atuação constante para que seus membros tenham condições de examinar e aprovar as diretrizes da política de saúde, formulando estratégias, aperfeiçoando-as e propondo meios aptos para a sua execução ou correção de rumos.

O CONSELHO DE SAÚDE E SUAS COMPETÊNCIAS

Conforme o documento "Recomendações para a Constituição e Estruturação de Conselhos Estaduais e Municipais de Saúde", aprovado pelo Conselho Nacional de Saúde, através da Resolução nº 33, de 23 de dezembro de 1992, são competências dos Conselhos de Saúde:

- atuar na formulação e controle da execução da política de saúde, incluídos seus aspectos econômicos, financeiros e de gerência técnico-administrativa;
- estabelecer estratégias e mecanismos de coordenação e gestão do SUS, articulando-se com os demais colegiados em nível nacional, estadual e municipal;
- traçar diretrizes de elaboração e aprovar os planos de saúde, adequando-os às diversas realidades epidemiológicas e à capacidade organizacional dos serviços;
- propor a adoção de critérios que definam a qualidade e melhor resolutividade, verificando o processo de incorporação dos avanços científicos e tecnológicos na área;
- propor medidas para o aperfeiçoamento da organização e funcionamento do Sistema Único de Saúde – SUS;
- examinar propostas e denúncias, responder a consultas sobre assuntos pertinentes a ações e serviços de saúde, bem como apreciar recursos a respeito de deliberações do Colegiado;
- fiscalizar e acompanhar o desenvolvimento das ações e serviços de saúde;
- propor a convocação e estruturar a comissão organizadora das Conferências Estaduais e Municipais de Saúde;
- fiscalizar a movimentação de recursos repassados à Secretaria de Saúde e/ou Fundo de Saúde;
- estimular a participação comunitária no controle da administração do Sistema de Saúde;
- propor critérios para a programação e para as execuções financeira e orçamentária dos Fundos de Saúde, acompanhando a movimentação e destinação dos recursos;
- estabelecer critérios e diretrizes quanto à localização e ao tipo de unidades prestadoras de serviços de saúde públicos e privados, no âmbito do SUS;

• elaborar o Regimento Interno do Conselho e suas normas de funcionamento;

• estimular, apoiar ou promover estudos e pesquisas sobre assuntos e temas na área de saúde de interesse para o desenvolvimento do SUS;

• outras atribuições estabelecidas pela Lei Orgânica da Saúde e pela IX Conferência Nacional de Saúde.

Ao discutirmos o papel e as Competências do Conselho de Saúde faz-se necessário estabelecermos a distinção entre papel e competência. Papel é a Missão do órgão e de seus dirigentes e Competência é o instrumento legal para se alcançar o cumprimento da missão; além disso o trabalho do Conselho não deve ser confundido com o trabalho executivo do gestor da saúde. O gestor é o responsável pela execução da política de saúde, enquanto ao Conselho cabe propor as diretrizes dessa política, acompanhando as ações e fiscalizando a utilização dos recursos.

Por exemplo: Não é papel do conselheiro entrar em uma unidade de saúde (hospital ou posto de saúde) para exigir que os funcionários desempenhem suas funções desta ou daquela maneira. A função do conselheiro nestas unidades é acompanhar e fiscalizar se as ações de saúde propostas no Plano Municipal de Saúde estão sendo cumpridas.

A ORGANIZAÇÃO DO CONSELHO MUNICIPAL DE SAÚDE

Criação — Através de LEI MUNICIPAL elaborada conforme a Lei Orgânica da Saúde (Lei nº 8.142/90 e 8080/90) quanto ao caráter, composição, competência e organização. É necessário observar o que dispõe a legislação local: se a Constituição Estadual, a Lei Orgânica do Município, ou a lei municipal estipularam a organização do Conselho de maneira diferente da prevista na Lei Orgânica da Saúde, a mesma deverá ser refeita. Nos casos em que a mudança da lei não for possível (intransigências no Executivo, dificuldades de negociação no Legislativo, entre outras), duas ações poderão ser tomadas: denunciar ao Ministério Público e/ou promover ação judicial.

Composição — A Lei garante a representação dos seguintes segmentos:
- governo,
- prestadores de serviço,
- profissionais de saúde e,
- usuários.

A constituição do Conselho deve ter como premissa básica a Paridade do número de representantes dos usuários em relação aos demais segmentos, ou seja 50% do número total de conselheiros será de representantes de usuários, enquanto que os outros 50% deverá ser composto por representantes dos demais segmentos:
- 50% usuários,
- 50% governo, trabalhadores de saúde e, prestadores públicos e privados.

O número de conselheiros para a composição dos Conselhos Municipais de Saúde tem variado, principalmente em função do tamanho dos municípios, porém qualquer que seja o número dos membros a paridade deverá ser mantida.

Por exemplo: 1. Em um Conselho formado por 12 membros, 6 serão representantes de usuários; 2 representantes do governo; 2 representantes dos trabalhadores da saúde e 2 representantes de prestadores públicos e privados;

2. Em um Conselho formado por 18 membros, 9 serão representantes de usuários; 3 representantes do governo; 3 representantes dos trabalhadores da saúde e 3 representantes de prestadores públicos e privados.

REPRESENTATIVIDADE

Usuários — Devem ser indicados por organismos ou entidades privadas, movimentos comunitários, associações de moradores, associações de portadores de deficiência, de idosos, de defesa do consumidor e outros que existirem no município, ou eleitos na Conferências de Saúde;

Governo — Indicados pelos órgãos governamentais locais – prefeitura, governo estadual, secretarias de saúde, entre outras;

Prestadores de serviço — Indicados por entidades que atuam no setor de assistência à saúde, quer sejam públicos ou privados (laboratórios, hospitais, serviços de apoio diagnóstico e terapêutico, entre outros);

Trabalhadores da Saúde — profissionais da saúde responsáveis tanto pelas atividades-meio (pessoal técnico-administrativo) quanto pelas atividades-fim da assistência à saúde (médicos, enfermeiros, fisioterapeutas, assistentes sociais etc.) das entidades públicas e privadas do setor saúde, que poderão se escolhidos através de eleição entre as unidades existentes no município.

Em relação à representatividade é importante considerar:

O conselheiro deve atuar como interlocutor de suas bases, não se distanciando da entidade ou movimento que o indicou, porém deve representar e defender os interesses de toda a sociedade.

Todos os cidadãos são potencialmente usuários do sistema de saúde (servidores públicos, governo, empresários, trabalhadores de saúde e os prestadores de serviços), porém devem representar os usuários aqueles indivíduos que não tenham vínculo com qualquer outro segmento, ou seja, os usuários devem ser aquelas pessoas não ligadas, direta ou indiretamente, a qualquer dos demais segmentos. Além disso, é recomendável que cônjuge ou parentes de algum representante de outro segmento não sejam representantes dos usuários.

O presidente do Conselho de Saúde deve ser eleito entre seus membros, garantindo assim, maior legitimidade e autonomia ao Conselho, entretanto em muitos de nossos municípios, a Lei de criação do Conselho ou o regimento interno delegam a presidência ao secretário de saúde.

Em alguns conselhos observamos que o secretário de saúde é membro nato, neste caso só terá direito a voto se não houver quebra de paridade:

• o secretário de saúde é membro nato da representação do governo, mas é um elemento a mais dessa representação, só deve votar em caso de empate (casos em que o secretário é o presidente);

• o secretário de saúde é membro nato da representação do governo, porém está entre o número total dos representantes do governo, não caracterizando um elemento a mais, terá direito a voto e não quebrará a paridade e, caso seja o presidente, terá também o voto de desempate.

Recomenda-se que não devem integrar o Conselho de Saúde pessoas que pertençam aos Poderes Legislativo e Judiciário, bem como os representantes do Ministério Público, considerando a independência dos poderes prevista no artigo 2 da Constituição Brasileira e as funções do Ministério Público. Portanto, vereador, deputado, senador, juiz, promotor público, curador e promotor de justiça não devem integrar o Conselho de Saúde.

Após serem escolhidos, os representantes das entidades serão indicados ao chefe do executivo que deverá realizar a nomeação oficial, publicada em diário oficial do município. O governador, o prefeito, o secretário de saúde ou diretor de departamento de saúde somente indicam o seu representante no Conselho, pois não possuem poder legal para interferir na escolha dos representantes dos demais segmentos sociais que o compõem, portanto não é permitido veto ou impugnação a nenhuma indicação.

O FUNCIONAMENTO DO CONSELHO MUNICIPAL DE SAÚDE

Após a nomeação dos conselheiros através de ato do Poder Executivo, instala-se o Conselho de Saúde.

A Secretaria de Saúde ou Departamento de Saúde deve fornecer infra-estrutura necessária ao pleno funcionamento do Conselho. Isso implica no fornecimento de espaço físico, recursos humanos e recursos financeiros, devendo ser garantido no orçamento das Secretarias, tanto Estaduais quanto Municipais, recursos financeiros que viabilizem o trabalho do Conselho, que muitas vezes irá solicitar a realização de estudos, pesquisas e cursos de aprimoramento, subsidiando, assim, suas decisões.

A estrutura do Conselho de Saúde deve contar com um Colegiado Pleno e uma Secretaria Executiva.

Após sua instalação o Conselho deverá elaborar seu Regimento Interno, que contempla os elementos que irão garantir o pleno funcionamento do Conselho, tais como:

- abertura dos trabalhos;
- quórum das sessões;
- periodicidade das reuniões;
- Impedimentos e faltas dos conselheiros;
- votação;
- prazos, entre outros.

HOMOLOGAÇÃO DAS DECISÕES DO CONSELHO

Diz o § 2º, do Art. 1º da Lei 8.142/90 que as decisões do Conselho serão homologadas pelo chefe do poder legalmente constituído em cada esfera de governo. Entretanto apenas as decisões de natureza normativa (aprovação dos planos municipais de saúde, fixação de critérios e diretrizes, aprovação de relatórios e prestações de contas) necessitam, para sua eficácia, de homologação. As decisões de natureza recomendativa (recomendam estudos/encaminham propostas) e as diligenciais não necessitam de homologação.

Ainda neste item devemos lembrar que o Chefe de Poder legalmente constituído, a que se refere o parágrafo anterior, são o Ministro da Saúde/ Secretário de Estado da Saúde e/ou Secretário Municipal de Saúde conforme o Conselho correspondente: se Nacional, Estadual ou Municipal.

O controle social vem amadurecendo progressivamente, obtendo resultados que perpassam os interesses corporativos, apesar de sua formalização em lei ser um processo novo na história do país.

Os gestores precisam difundir o saber e trocar experiências com os Conselheiros, principalmente o representante do segmento dos usuários, possibilitando assim a compreensão e construção do SUS pelos gestores e sociedade.

Em anexo, apresentaremos proposta de Lei para criação do Conselho Municipal de Saúde e para elaboração do Regimento Interno do Conselho, objetivando subsidiar as discussões em municípios que estejam buscando um ponto de partida para a participação social.

PROPOSTA DE LEI DE CRIAÇÃO DO CONSELHO MUNICIPAL DE SAÚDE

LEI Nº. ...., de .... de ....

O PREFEITO DO MUNÍCIPIO DE ....

Faço saber que a Câmara Municipal aprova e eu sanciono a seguinte Lei:

Art. 1 – Fica criado nos termos da legislação Federal, Estadual e Municipal que regem a matéria, o Conselho Municipal de Saúde – C.M.S., com funções de caráter deliberativo, normativo, fiscalizador e consultivo, como órgão colegiado superior, responsável pelo Sistema Único de Saúde – SUS, no município de ...., com o objetivo de estabelecer, acompanhar e avaliar a política municipal de saúde e efetivar a participação da comunidade na gestão do Sistema.

Art. 2 – Compete ao Conselho Municipal de Saúde:

I – Atuar na formulação de estratégias e no controle da política de saúde, incluídos aos seus aspectos econômicos e financeiros, que serão fiscalizados mediante o acompanhamento de execução orçamentária;

II – Articular-se com os demais órgãos colegiados do Sistema Único de Saúde, das esferas federal e estadual de governo;

III – Organizar e normatizar Diretrizes para a elaboração do Plano Municipal de Saúde, estabelecidas na Conferência Municipal de Saúde, adequando-as à realidade epidemiológica e à capacidade organizacional dos serviços;

IV – Propor adoção de critérios que definam padrão de qualidade e melhor resolutividade das ações e serviços de saúde, verificando, também, o processo de incorporação dos avanços científicos e tecnológicos na área;

V – Propor critérios para a programação e para as execuções financeiras e orçamentárias do Fundo Municipal de Saúde, acompanhando a movimentação de recursos;

VI – Analisar e deliberar as contas dos órgãos integrantes do SUS;

VII – Propor medidas para o aperfeiçoamento da organização e do funcionamento do Sistema Único de Saúde do Município;

VIII – Examinar propostas e denúncias, responder a consultas sobre assuntos pertinentes a ações e serviços de saúde, bem como apreciar a respeito de deliberação do Colegiado;

IX – Fiscalizar e acompanhar o desenvolvimento das ações e serviços de saúde, prestados à população pelos órgãos e entidades públicas e privadas, integrantes dos SUS no Município, impugnando aqueles que eventualmente contrariam as Diretrizes da política de saúde ou a organização do sistema;

X – Incentivar e defender a municipalização de ações, serviços e recursos de saúde como forma de descentralização de atividades;

XI – Solicitar informações de caráter operacional, técnico-administrativo, econômico-financeiro, de gestão de recursos humanos e outros que digam respeito à estrutura e ao licenciamento de órgãos públicos e privados, vinculados ao SUS;

XII – Divulgar e possibilitar o amplo conhecimento do SUS no Município, à população e às Instituições públicas e privadas;

XIII – Definir os critérios para a elaboração de contratos ou convênios, entre o setor público e as entidades privadas, no que tange à prestação de serviços de Saúde;

XIV – Apreciar previamente os contratos e convênios referidos no inciso anterior e acompanhar e controlar seu cumprimento;

XV – Estabelecer Diretrizes quanto à localização e ao tipo de unidades prestadores de serviços públicos e privados, no âmbito do SUS;

XVI – Garantir a participação e o controle comunitário, através da sociedade civil organizada, nas instâncias colegiadas gestoras das ações de saúde;

XVII – Apoiar e normatizar a organização de Conselhos Comunitários de Saúde;

XVIII – Promover articulações com os órgãos de fiscalização do exercício profissional e outras entidades representativas da sociedade civil, para definição e controle dos padrões éticos, para pesquisa e prestação de serviços de saúde;

XIX – Promover articulação entre os Serviços de Saúde e as instituições de ensino profissional e superior, com finalidade de propor prioridades, métodos e estratégias para a formação e educação continuada dos recursos humanos do SUS, assim como à pesquisa e à cooperação técnica entre essas instituições;

XX– Elaborar, aprovar o regimento interno do Conselho Municipal de Saúde e as propostas de suas modificações, bem como encaminhá-lo à homologação do Executivo Municipal;

XXI – Outras atribuições estabelecidas em normas complementares;

XXII – Solicitar a convocação da Conferência Municipal de Saúde, no mínimo a cada dois anos.

Art. 3 – O Conselho Municipal de Saúde será paritário e composto em uma das partes pelos representantes do governo, trabalhadores de saúde e prestadores públicos e privados e, em outra por representantes de usuários.

§ 1º – O segmento do governo terá a seguinte composição:

I – Três representantes titulares e três suplentes, indicados pelo poder público Municipal; ou dois representantes titulares e dois suplentes indicados pelo poder público Municipal e um representante titular e um suplente indicado pela Secretaria de Estado da Saúde – órgão regional.

§ 2º – O segmento dos prestadores de serviços terá a seguinte composição:

I – Três representantes titulares e três suplentes, de prestadores de serviços dos SUS; compreendendo entidades públicas, filantrópicas e com fins lucrativos;

§ 3º – O segmento dos trabalhadores de saúde terá a seguinte composição:

I – Três representantes titulares e três suplentes, dos Conselhos e Associações Profissionais e Trabalhadores da área de Saúde.

§ 4º – O segmento designado como usuário terá a seguinte composição:

I – Dois representantes titulares e dois suplentes, indicados pelos Sindicatos, Associações e representação de Trabalhadores, Associações de Moradores e Associações de Bairros;

II – Dois representantes titulares e dois suplentes, indicados pelos Sindicatos e Associações Patronais;

III – Um representante titular e um suplente dos Portadores de Deficiência, indicados pelo Conselho Municipal da Pessoa Portadora de Deficiência;

IV – Um representante titular e um suplente da terceira idade;

V – Três representantes titulares e três suplentes, indicados pela representação de usuários dos Conselhos Gestores ou comunitários das unidades de Saúde;

Art. 4 – Os membros do Conselho Municipal de Saúde serão indicados pelos segmentos e entidades que representam e nomeados pelo Prefeito Municipal:

§ 1º No caso de afastamento temporário ou definitivo de um dos membros titulares, automaticamente assumirá o suplente, até que se procedam novas indicações;

§ 2º Perderá o mandato o conselheiro que, sem motivo justificado, deixar de comparecer a três reuniões consecutivas ou a cinco intercaladas no período de um ano, salvo se estiver representado pelo suplente.

Art. 5 – O presidente do Conselho Municipal de Saúde será eleito entre seus pares, durante a Conferência Municipal de Saúde.

Art. 6 – A função de membro do Conselho Municipal de Saúde é considerada de interesse público e não será remunerada.

Art. 7 – O mandato dos membros do Conselho Municipal de Saúde será de dois anos, renovável por igual período, cumprindo-lhes exercer suas funções até a designação de seus substitutos.

§ 1º – No término do mandato do Poder Executivo Municipal, considerar-se-ão dispensados, após nomeação dos substitutos, os membros do Conselho Municipal de Saúde, representantes do poder público municipal – artigo 3, § 1º, item I da presente Lei.

§ 2º – Não poderá haver coincidência do término de mandatos entre os representantes dos segmentos, Poder Público e Usuários.

Art. 8 – Considerar-se-ão colaboradores do Conselho Municipal de Saúde as universidades e demais entidades representativas de profissionais e usuários dos serviços de saúde.

Art. 9 – O Conselho se reunirá ordinariamente, no mínimo, 1 (uma) vez por mês e extraordinariamente quando convocado pelo Presidente, ou quando convocado na forma regimental.

§ 1º – As reuniões do Conselho Municipal de Saúde se instalarão com a presença da maioria de seus membros com direito a voto, que deliberarão pela maioria dos presentes.

§ 2º – Cada membro terá direito a um voto.

§ 3º – O Presidente do Conselho Municipal de Saúde terá somente o voto de qualidade, bem como a prerrogativa de deliberar "AD REFERENDUM" do plenário.

Art. 10 – Caberá aos Conselheiros a designação do Vice-Presidente e do Secretário Executivo do Conselho Municipal de Saúde, que deverão ser escolhidos entre seus membros titulares.

Art. 11 – O Conselho Municipal de Saúde poderá constituir comissões que contribuam para o andamento de seus trabalhos.

Parágrafo único. Para composição das comissões de que trata o caput deste artigo, poderão ser convidados como colaboradores: entidades, autoridades, cientistas e técnicos nacionais ou estrangeiros.

Art. 12 – Nos termos da Lei Federal nº 8.142, artigo 1, parágrafo 2º, as decisões do Conselho Municipal de Saúde deverão ser homologadas pelo Secretário Municipal de Saúde, na fase regimental.

Parágrafo único. As decisões do Conselho Municipal de Saúde serão consubstanciadas em deliberações, cabendo à Secretaria Municipal de Saúde tomar as medidas administrativas necessárias para sua efetivação.

Art. 13 – A Secretaria Municipal de Saúde proporcionará, ao Conselho Municipal de Saúde, as condições para o seu pleno e regular funcionamento e lhe dará o suporte técnico-administrativo necessário, sem prejuízo de colaborações dos demais órgãos e entidades nele representados.

Art. 14 – Esta Lei entrará em vigor na data de sua publicação.

Art. 15 – Revogam-se as disposições em contrário.

Prefeitura Municipal de ...., em .... de .... de ....

PROPOSTA DE REGIMENTO INTERNO

Regimento interno do Conselho Municipal de Saúde de..

DAS DISPOSIÇÕES PRELIMINARES

O Conselho Municipal de Saúde, de acordo com o previsto no item XX, Artigo 2, da Lei......................, de ..../........./........., aprova para homologação do Poder Executivo o presente Regimento Interno que organiza e estabelece as normas para seu funcionamento.

CAPÍTULO I
DO OBJETIVO DO REGIMENTO INTERNO

Art. 1 – O Regimento Interno tem por objetivo disciplinar o funcionamento do Conselho Municipal de Saúde de..................., de acordo com o que dispõe a Lei......................, de ..../........./.........

CAPÍTULO II
DA DEFINIÇÃO

Art. 2 – O C.M.S., conforme o Art. 1 da Lei Municipal, com funções de caráter deliberativo, normativo, fiscalizador e consultivo, tem como objetivo estabelecer, acompanhar e avaliar a Política Municipal de saúde e efetivar a participação da comunidade na gestão do Sistema Único de Saúde – SUS, constituindo-se no órgão colegiado por ele responsável.

CAPÍTULO III
DAS ATRIBUIÇÕES E COMPETÊNCIAS

Art. 3 – Cumprir e fazer cumprir todas as determinações estabelecidas nos incisos I a XXII, Art. 2, da Lei..................., de ..../........./........

Art. 4 – Convocar, no mínimo a cada dois anos, a Conferência Municipal de Saúde de...............................

§ 1º – Os membros do C.M.S. deverão participar do planejamento e da realização da conferência Municipal de Saúde.

§ 2º – No ano subseqüente ao da realização de cada Conferência, e antes da aprovação anual da proposta orçamentária da Secretaria Municipal de Saúde, o C.M.S. promoverá amplas reuniões, envolvendo delegados de todos os segmentos representados na Conferência, para avaliar a execução das propostas nela aprovadas.

Art. 5 – Perderá o mandato o conselheiro que, sem motivo justificado, deixar de comparecer a três reuniões consecutivas ou a cinco intercaladas no período de um ano, salvo se estiver representado pelo suplente.

Art. 6 – As substituições dos membros do C.M.S., deverão ser feitas por convocação do Presidente ao respectivo segmento, imediatamente à vacância do cargo.

§ Único A expedição de convocação deverá ser protocolada, com aviso de recebimento, instruída com cópia da Lei..................... e com prazo de resposta estabelecido.

Art. 7 – A dispensa dos membros do C.M.S., ao término do mandato do Poder Executivo Municipal, somente se efetivará a partir da posse dos novos membros.

Art. 8 – O C.M.S. poderá criar comissões permanentes ou transitórias para assessorar o plenário no cumprimento de suas atribuições.

§ 1º – Na composição destas comissões é recomendável a participação de todos os segmentos representados no Conselho – governo, trabalhadores de saúde, prestadores de serviço e usuários.

§ 2º – Poderão ser convidados entidade e autor para colaborarem com os estudos ou participarem das comissões.

§ 3º – As Comissões deverão eleger um Coordenador e um vice-coordenador entre seus membros, os quais deverão necessariamente ser conselheiros.

CAPÍTULO IV
DA COMISSÃO EXECUTIVA

Art. 9 – A Comissão Executiva será composta pelo Presidente, Vice– presidente e Secretário Executivo, bem como pelo Coordenador das comissões permanentes que forem instituídas.

Art. 10 – A Comissão Executiva tem por finalidade colaborar com a presidência no encaminhamento das questões administrativas e legais de competência do Conselho; manter sistematicamente contatos com a Secretaria de Saúde buscando inteirar-se das ações do Plano Municipal de Saúde, contribuindo para a sua implementação; subsidiar com informações as decisões do Conselho; organizar as atividades afins do C.M.S., por meio da sistematização de informações, visando o bom andamento dos trabalhos e a agilização das decisões do Conselho.

Art. 11 – A Comissão Executiva se reunirá quinzenalmente, sob a coordenação do presidente.

CAPÍTULO V
DAS REUNIÕES

Art. 12 – O C.M.S. se reunirá ordinariamente uma vez por mês e extraordinariamente por convocação do Presidente ou mediante requerimento de dois terços de seus membros efetivos.

§ 1º – Uma vez protocolado no Conselho o requerimento da reunião extraordinária, solicitada de acordo com o caput deste artigo, o presidente terá prazo de 3(três) dias úteis para expedir a convocação e realizar a reunião.

§ 2º – As datas e horários das reuniões ordinárias serão fixadas, por consenso, na primeira reunião ordinária de cada semestre e enviado cronograma para seus membros.

§ 3º – O presidente expedirá, obrigatoriamente, convocação, para os membros titulares e suplentes, com a devida pauta, cinco dias úteis antes das reuniões ordinárias, por meio de correspondência protocolada.

§ 4º – Na impossibilidade de participação regular de qualquer membro em conseqüência do calendário estabelecido, e na inviabilidade de compatibilização de horário, o C.M.S. comunicará o respectivo segmento, solicitando a substituição imediata, conforme os dispositivos legais em vigor.

Art. 13 – No início de cada reunião será estipulado por consenso o tempo de sua duração, podendo ser prorrogado, desde que haja o quórum mínimo exigido.

Art. 14 – As reuniões do C.M.S. serão compostas por:
I Expediente;
II Ordem do dia.

Art. 15 – O Expediente terá duração máxima de 30 minutos e obedecerá ao seguinte procedimento:
I – discussão e aprovação da ata anterior;
II – comunicações do presidente;
III – comunicações dos membros.

Parágrafo único. Havendo necessidade, a duração do expediente poderá ser prorrogada por no máximo 15 minutos.

Art. 16 – A Ordem do dia deverá compor-se dos assuntos constantes da pauta para deliberação.

Art. 17 – As reuniões do C.M.S. instalar-se-ão com a presença da maioria de seus membros, com direito a voto.

Parágrafo único. Os suplentes que não estiverem substituindo seus titulares poderão participar das reuniões com direito à voz.

Art. 18 – As reuniões do C.M.S. são públicas. Toda pessoa tem o direito de assistir às reuniões, podendo se manifestar a cada assunto, por deliberação do Plenário.

Art. 19 – Todo membro do Conselho poderá pedir vistas de matéria em deliberação, tendo acesso a toda documentação pertinente ao assunto, devendo emitir parecer, que será anexado ao processo. O parecer será objeto de deliberação na reunião subseqüente, ordinária ou extraordinária.

Art. 20 – Caberá a Comissão Executiva a elaboração da pauta que comporá a Ordem do dia das reuniões do C.M.S., considerando:
I – propostas do Plenário feitas em reuniões anteriores;
II – matérias pendentes constantes da Ordem do dia das reuniões anteriores;
III – matéria apresentada por 1/3 (um terço) dos membros, por meio de requerimento dirigido ao presidente, protocolado 48 horas antes do prazo de expedição da convocação da reunião, na qual deverá ser apreciado;
IV – qualquer outra matéria relevante da competência do Conselho.

Parágrafo único. Em reuniões ordinárias, por decisão do Plenário poderão ser incluídos para deliberação, assuntos que não constem da ordem do dia.

Art. 21 – O C.M.S. deliberará por maioria simples de seus membros, por meio de votação aberta, tendo cada membro o direito a um voto.

Art. 22 – Somente será objeto de deliberação matéria constante da convocação ou acrescida à Ordem do dia pelo Plenário.

Art. 23 – O presidente colocará, obrigatoriamente, em votação toda matéria após esgotadas as discussões.

Art. 24 – O presidente terá a prerrogativa de deliberar "AD REFERENDUN" do Plenário, em ocasiões excepcionais. Tais deliberações deverão ser aprovadas pelo Conselho, perdendo a validade caso rejeitadas, ou não apresentadas para apreciação na primeira reunião subseqüente. Em caso de empate na votação, o presidente terá a prerrogativa do voto de qualidade.

Art. 25 – Fica assegurado a cada um dos membros participantes das reuniões o direito de manifestar-se sobre todo e qualquer assunto em discussão, não podendo voltar a ser discutido após encaminhado para votação.

Art. 26 – Os assuntos tratados e as deliberações tomadas em cada reunião serão registrados em ata, que será lida e aprovada em reunião subseqüente, devendo nela constar os resultados das votações.

Art. 27 – As deliberações normativas do C.M.S. (decisões de aprovação do Plano Municipal de saúde, Fixação de critérios e diretrizes, aprovação de relatórios e prestações de contas) deverão ser homologadas pelo Secretário Municipal de Saúde, as recomendações e diligências não necessitam de homologação.

CAPÍTULO VI
DAS DISPOSIÇÕES FINAIS

Art. 28 – O presente Regimento Interno poderá ser alterado parcial ou totalmente por meio de proposta expressa se qualquer um dos membros do C.M.S., e aprovada por 2/3 dos membros.

Art. 29 – Os casos omissos deste Regimento serão resolvidos pelo Plenário do C.M.S.

Bibliografia

Constituição da República Federativa do Brasil
Constituição do Estado de São Paulo
Lei Orgânica do Município de São Paulo
Norma Operacional Básica do Sistema Único de Saúde/ SUS, NOB/96, Ministério da Saúde
O Conselho de Saúde, publicação do Conselho Nacional dos Secretários Municipais de Saúde – Conasems

PARTE 2

Prefácio
Informação, Reflexão e Atitudes
José Luiz Gomes do Amaral*

Nunca indiferente às grandes questões de interesse público, a atenção do médico é naturalmente centralizada no financiamento e na gestão da saúde. Se contribuir para o progresso do país é dever de todo cidadão, para o cidadão médico participar da gestão da saúde constitui dupla obrigação. Este é um princípio ético fundamental: "A Medicina é uma profissão a serviço da saúde do ser humano e da **coletividade**..." Tem-se ainda: "O alvo de toda a atenção do médico é **a saúde do ser humano**..."

Assim sendo, nossos deveres claramente ultrapassam as portas dos consultórios e das instituições hospitalares. Ser médico, antes de tudo, é comprometer-se irrestritamente com os programas de saúde e, em nosso país, o programa de saúde é o SUS. Conhecer seus objetivos e meios (processos) não basta, mas é condição essencial àqueles realmente interessados em participar do nosso Sistema Único de Saúde.

Dando seqüência ao volume anterior, este segundo número da série *SUS – O Que Você Precisa Saber sobre o Sistema Único de Saúde* nos oferece informação fundamental e reúne reflexões de grandes autoridades nessa matéria, de homens que protagonizam a viabilização da saúde pública no Brasil. De seus textos poderá o médico colher experiências ricas e atuais, capacitando-se para transformar nossa sociedade.

---

*José Luiz Gomes do Amaral é Presidente da Associação Paulista de Medicina.

As Duas Reformas da Saúde
José Serra*

A criação e a implantação gradativa do Sistema Único de Saúde (SUS) podem vir a ser consideradas como uma das reformas sociais mais importantes realizadas pelo Brasil na última década do século 20 e nos primeiros anos do século atual.

Antes da criação do SUS em 1988, o acesso gratuito aos serviços de saúde não era universal. O atendimento gratuito era feito em alguns hospitais estatais e universitários, em instituições filantrópicas ou nos postos e hospitais de institutos de previdência para seus associados. A atenção primária em centros e unidades básicas de saúde também não era generalizada, ampliando-se a partir dos anos 80.

Em 1988, a nova Constituição universalizou o direito ao acesso gratuito. Para garanti-lo, o Estado foi incumbido não apenas da regulamentação, fiscalização e planejamento das ações e serviços de saúde, mas também da prestação dos serviços que se revelassem necessários, por órgãos federais, estaduais e municipais, de administração direta ou indireta; por fundações mantidas pelo Poder Público; por entidades filantrópicas; e pela contratação, em caráter complementar, de clínicas, laboratórios e hospitais privados.

As ações e serviços de saúde financiados pelo Poder Público passaram, então, a integrar um sistema único, regionalizado, hierarquizado e organizado segundo algumas diretrizes básicas: atendimento universal e integral, com prioridade para as atividades preventivas, sem prejuízo dos serviços assistenciais; descentralização, com direção única em cada esfera de governo; participação e controle da sociedade, o que deveria ocorrer através das Conferências e dos Conselhos de Saúde, com a participação de representantes dos governos, dos profissionais de saúde, dos usuários e dos prestadores de serviços.

---

*José Serra é Ministro da Saúde e autor, entre outros, do livro *Ampliando o Possível: A Política de Saúde do Brasil*, São Paulo, Editora Hucitec, 2000.

A implantação desse sistema de saúde avançado e democrático tem exigido grandes esforços do governo federal, o principal responsável por sua concretização e funcionamento. O primeiro desafio foi o financiamento das necessidades ampliadas. Tem sido grande o empenho para reduzir custos e para aumentar e regularizar receitas. Um passo importante foi dado com a lei que vinculou determinados percentuais das receitas federais, estaduais e municipais aos gastos com saúde.

A descentralização tem enfrentado resistências e dificuldades para delimitar mais claramente as atribuições e os encargos das diferentes esferas de governo. Ainda assim, avançou extraordinariamente e o SUS já integra — entre hospitais, clínicas, laboratórios e centros de saúde — cerca de 30.000 unidades, das quais 6.500 são hospitais, responsáveis por 15 milhões de internações anuais. O SUS atende 75% da população, e os seguros e planos de saúde, individuais ou coletivos, os 25% restantes.

Com a preocupação de melhorar o atendimento, o SUS tem ampliado a atenção primária à saúde, de que são exemplos o Programa de Saúde da Família e as campanhas de vacinação, sem descuidar os atendimentos de média e alta complexidades, como atestam as cirurgias coronarianas ou as cirurgias de transplantes, em que o Brasil já ocupa o segundo lugar no mundo. O Programa de Combate à Aids, mantido pelo SUS, é elogiado internacionalmente como modelo.

A reforma institucional e administrativa do SUS nunca será efetiva, no entanto, sem a reforma também da mentalidade dos profissionais responsáveis pela gestão do sistema e pela prestação dos serviços. Às novas instituições é preciso que sejam insuflados novos valores, novas posturas e um empenho redobrado de responsabilidade profissional e solidariedade humana.

Nessa renovação de atitudes é grande a responsabilidade dos médicos, protagonistas principais do sistema. A medicina nunca será uma profissão meramente técnica. Envolvida com o sofrimento e o infortúnio, empenhada em prolongar e melhorar a vida, exigirá sempre de seus praticantes um espírito aguçado de solidariedade e um sentido especial de devotamento ao próximo. Não é por acaso que os usuários do SUS reclamam sistematicamente um atendimento mais humano — como dizem nossos vizinhos latino-americanos, com "más calidad y más calidez".

Grande tem sido a contribuição dos médicos e de suas entidades representativas à concepção, à criação e ao desenvolvimento do novo sistema. Mas essa contribuição precisa e pode ser maior.

Divulgando informações e análises sobre o SUS entre seus associados, a Associação Paulista de Medicina toma, portanto, uma iniciativa meritória. A participação esclarecida e generosa dos médicos nessa grande obra reformadora é imprescindível: com suas competências específicas, com uma visão ampla dos objetivos e das potencialidades do sistema e com a sensibilidade humana que deles esperam seus pacientes.

SUS: A Nossa Meta
Roberto de Mello*

No decorrer de seus 70 anos de existência, a APM participou efetiva e diretamente de todas as lutas pela melhoria da saúde no Estado de São Paulo. A entidade tem passado por mudanças constantes, necessárias em razão de diversos fatores, como desenvolvimento da formação médica, aplicação de tecnologia, alterações nas condições de trabalho e tipo de assistência ao paciente, globalização etc.

Em todas as suas ações, a entidade põe em prática o exercício da Cidadania, trabalhando por relação íntima entre paciente e médico; lutando contra o lucro vil de empresas mercantilistas que atuam no setor de saúde suplementar; disponibilizando serviços de esclarecimento aos usuários de planos de saúde; oferecendo palestras científicas ao público leigo; contribuindo com cursos e palestras para a formação e a reciclagem do médico.

Em prol da saúde pública, a APM tem levado à sociedade todos os esclarecimentos acerca do Sistema Único de Saúde – SUS, nos mais diversos meios de comunicação, culminando na publicação desta cartilha, que já está no segundo volume. O resultado do trabalho pode ser medido pelo sucesso da publicação do Volume I da cartilha, que teve sua edição rapidamente esgotada (hoje, está disponível na home page da entidade – *www.apm.org.br*). O material atingiu os objetivos da entidade e, hoje, é bastante consultado por gestores do sistema, prestadores de serviços, órgãos governamentais, secretários de saúde, agentes de saúde, usuários do sistema, ONGs, institutos, conselhos, políticos no exercício de mandatos e, sobretudo, pelo médico.

Para a realização deste trabalho, a APM tem buscado a colaboração de pessoas altamente envolvidas, com

---

*Roberto de Mello é 1º Vice-presidente da Associação Paulista de Medicina.

conhecimentos elevados em Saúde Pública e, sobretudo, com vivência no sistema, para poder passar ao leitor a mais atualizada normatização do SUS. Como o processo de gerenciamento e financiamento do sistema é dinâmico, são necessárias consultas constantes a todas as fontes de informação disponíveis, principalmente no Ministério da Saúde. Essa dinâmica é também fruto de um processo de aperfeiçoamento balizado pelas Conferências Municipais, Estaduais e Nacional de Saúde. Portanto, a troca de informações com membros dos Conselhos Estadual e Municipal de Saúde tem enriquecido e propiciado o crescimento e a melhoria do processo de implantação definitiva do SUS, no qual a APM, por meio desta cartilha e de outras ações, pretende dar a sua contribuição.

A APM dispõe de um banco de dados que abrange as 84 regionais da entidade, englobando praticamente todos os municípios. Esse banco, além de informações numéricas da Saúde Pública no Estado de São Paulo, contém uma análise feita pelas diretorias das regionais, com um retrato real do sistema público, desenhado segundo a percepção do médico.

A APM tem agido na célula principal da Saúde: o município em estudos, gestões e parcerias entre a APM e as prefeituras. Esse início de parceria, ainda tímido, mas eficiente, começa a surtir os efeitos desejados, haja vista o sucesso da reunião realizada em dezembro de 2000 na sede da APM Estadual, em São Paulo, quando estiveram presentes dezenas de prefeitos eleitos, secretários de saúde nomeados e representantes.

Hoje, em trabalho conjunto com os diretores distritais e os presidentes junto as suas bases, é possível constatar, pelo número de solicitações, o desejo dos municípios que estão buscando, por meio da APM, meios de organizar novos projetos de Saúde Pública e o caminho na busca de recursos.

Pretendemos, em um futuro próximo, dotarmos a APM da assessoria de profissionais especializados, na tentativa de pôr fim às distorções que cercam os atendimentos de saúde pública na esfera municipal, estadual e federal. A classe médica tem grande preocupação na viabilização de um SUS forte, resoluto, com acesso, humanização e universalidade, para atender os 140 milhões de brasileiros que dependem do sistema, oferecendo toda estrutura (humana e material) de um atendimento de primeira categoria a essas pessoas.

Em todos os planejamentos estratégicos, a Saúde Pública é tema de destaque. As conclusões trazidas à diretoria executiva nortearam o trabalho sério e apartidário que a APM está desenvolvendo nesse segmento. A resposta do engajamento quase maciço dos médicos em todos os estudos e ações da Saúde Pública demonstra claramente o caminho que devemos seguir nessa nova gestão: trabalhar em prol de uma saúde melhor, buscando contribuir para a implantação definitiva do SUS em nosso Estado e em nosso país. E esta publicação pretende ser mais uma dessas contribuições.

Receita para um Bom Sistema de Saúde Municipal
Luiz Antonio Nunes*

Quando um prefeito assume o governo, ele se vê às voltas com uma série de problemas das mais diferentes naturezas. O governo é, então, dividido em várias secretarias e competirá a um de seus auxiliares gerenciar o setor de Saúde.

O responsável pela saúde do município passa a ser o secretário municipal de Saúde, que recebe essa delegação do prefeito municipal. Esse será o gerente da Saúde.

O que se espera, em geral, dessa secretaria e de seu titular é que construam e operem hospitais e centros de saúde, que contratem e controlem as instituições privadas, que ofereçam mais exames, mais consultas médicas, mais internações, que distribuam mais medicamentos, que apliquem as vacinas etc.

Na realidade essa forma de proceder está muito longe de se constituir em uma promotora de melhorias na qualidade de vida das pessoas que residem no município. Essa forma de governar se exercita, quase exclusivamente, no nível das conseqüências da perda do Estado de Saúde: as doenças, a morte e as seqüelas. É uma forma que se fundamenta e é estruturada no julgamento de que as "doenças" dos munícipes serão resolvidas por meio da oferta de serviços médicos.

Saúde é um produto social e só ocorrerá se houver ações concretas do governo, sob a liderança de um prefeito que atue como o ator principal e que conduza a produção de saúde no município.

Saúde não pode ser considerada como ausência de doença; deve ser encarada como um processo que se

---

*Luiz Antonio Nunes é Presidente do Departamento de Medicina Social da Associação Paulista de Medicina.

constrói ativamente, atuando energicamente contra tudo aquilo que piora a qualidade de vida das pessoas.

Este conceito positivo de saúde deve estar presente para os governantes municipais ao formularem um sistema local de saúde, dentro dos princípios do SUS. As ações, encaradas sob esse enfoque, devem se fundamentar em dois padrões.

1. Vigilância da Saúde

Trata-se da elaboração de um diagnóstico, através de uma busca ativa, dos condicionantes e dos determinantes de doenças, dos riscos e dos agravos à saúde que existem no município.

Ela envolverá operações que tentam identificar:
a) As necessidades sociais de saúde da população;
b) Os grupos de risco;
c) As situações de exposição (os expostos);
d) Os indícios de exposição (os suspeitos);
e) Os indícios de danos (assintomáticos);
f) As causas dos óbitos, das seqüelas e dos agravos.

A vigilância da saúde desencadeará então ações integrais sobre os diferentes momentos ou dimensões do processo saúde – doença, segundo três níveis de controle:

Nível I – Controle dos condicionantes e determinantes;
Nível II – Controle de riscos;
Nível III – Controle dos danos.

As estratégias de intervenção da vigilância da saúde resultam da combinação de três grandes tipos de ações:

1 – Promoção de Saúde, definida pela Organização Pan-Americana de Saúde (OPAS) como sendo a somatória das ações da população, dos serviços de saúde, das autoridades sanitárias e de outros setores sociais e produtivos, dirigida para o desenvolvimento de melhores condições de saúde individual e coletiva.

2 – Prevenção das Doenças e dos Acidentes, organizada como a forma de encarar e estruturar intervenções que procuram antecipar-se a esses eventos, atuando sobre problemas específicos ou sobre um grupo deles, de modo a alcançar pessoas ou grupos em risco de adoecer ou se acidentar. Dentre as ações individuais estão as imunizações, o controle pré-natal, a educação para a saúde – orientada para mudança de hábitos e de condutas pessoais – e o diagnóstico precoce de algumas doenças crônicas. No nível das intervenções preventivas gerais estão o controle da emissão de poluentes, a fluoretação da água e o controle sanitário dos alimentos.

3 – Atenção Curativa – Destinada para a cura ou para o cuidado dos doentes, para o prolongamento da vida, para a diminuição das dores e para a reabilitação das seqüelas. A atenção curativa, com certeza a ação mais conhecida e executada nos diferentes municípios, deve ser provida de forma adequada e oportuna e seguramente muito contribui para a melhoria na qualidade de vida dos munícipes.

Para a sua execução a prática sanitária da vigilância da saúde necessita estar apoiada em três pilares básicos:

a) Território – Entendido esse termo não como uma visão geográfica, mas como um espaço, produto de uma dinâmica social em permanente construção, no qual indivíduos estão em constantes conflitos de interesses, de projetos e de sonhos. Esse espaço, em contínua reconstrução, tem uma configuração que corresponde às diferentes localizações de distintos conjuntos sociais no seu interior, com suas necessidades, demandas e representações de interesses diversificados.

b) Problema – Interpretado como a identificação de uma diferença entre o que é e o que deveria ser, de acordo com os padrões e os valores considerados desejáveis do ponto de vista de um determinado ator social. Por "Problemas de Saúde" entende-se a representação social de necessidades sanitárias derivadas de condições de vida vivenciadas por um determinado ator social.

A prática da vigilância da saúde utiliza na organização dos serviços de saúde duas formas de enfoque: a **Convencional**, que trabalha com programas, e uma forma alternativa, que é o enfoque por **Problema**. O enfoque **convencional** por programas trabalha na realidade com microprogramas, fazendo uma definição dos problemas de saúde por doenças (hanseníase, TBC, diabetes, hipertensão) ou por etapas do ciclo biológico humano (criança, adolescente, idoso), ou ainda por inserção no mercado de trabalho (saúde do trabalhador). Esses programas, formatados por objetivos previamente definidos e sustentados por conhecimentos específicos, não se adequam necessariamente aos problemas concretos, situados e datados, e seguramente não dão conta de responder aos desafios de uma realidade bastante complexa e mal-estruturada.

O enfoque por **problemas** apresenta perspectiva de organização muito diferente. Ele parte do reconhecimento de um "território" para, sem idéias preconcebidas, identificar, descrever e explicar os macroproblemas aí contidos, referidos por atores portadores de um dado projeto de saúde, para depois articular, mediante a vigilância da saúde, um conjunto de operações intersetoriais, destinado a resolvê-los, tendo presente a disponibilidade real de recursos existentes nesse "território".

Enquanto a forma convencional por programas utiliza fórmulas preconcebidas, universalizadas e de caráter técnico, o enfoque por **problemas** tem um forte enraizamento social, porque é concebido no interior do território, compartilhando opiniões de técnicos e da população. Este último proceder facilita o desenvolvimento da consciência sanitária da população desse território, que passa a compreender os problemas que o atingem.

Quando se atua por enfoque em "problemas" não se pode extinguir os **programas**. Estes deverão continuar existindo como espaços especializados, de produção, estocagem e difusão de procedimentos técnicos específicos; permanentemente atualizados e condensados em normas. Então os programas devem perder o conteúdo administrativo e se transformar em campos técnicos.

c) Intersetorialidade – Problemas complexos e mal-estruturados que se manifestam num território não podem ser enfrentados por uma única secretaria. Exigem um conjunto articulado de operações organizadas intersetorialmente. Além de representar a solidariedade de todos os setores governamentais, significa uma economia de ação, pela racionalidade e pela socialização que lhe são inerentes. Para que ocorra a ruptura de todas as barreiras de comunicação que impedem o diálogo entre os diferentes setores do governo.

2. Produção Social da Saúde

Quando um governo de um município decide assumir uma gerência social (portanto praticando os princípios do SUS), a qual está centrada na idéia da intersetorialidade, ele vai fundamentar a articulação de suas ações sobre problemas concretos, de pessoas carentes ou em risco, identificadas em "territórios" definidos e transformadas em demandas políticas.

A produção social da saúde, além de detectar estados em permanente transformação, enquadra-os como fenômenos resultantes de fatos econômicos, políticos, ideológicos e cognitivos e parte para a busca de soluções dentro desse enfoque.

Gerenciar um sistema de saúde no município exige executar parcerias entre o governo e a população. Assumir atitudes paternalistas ou exigir que a população "faça por si mesma" são posturas seguramente fadadas a insucesso.

A parceria exige a combinação de três abordagens:

Abordagem gerencial – O município entra com a oferta da racionalidade tecnológica.
Abordagem participativa – A comunidade incorpora-se aos projetos, atuando diretamente na identificação das prioridades e na organização dos recursos.
Abordagem representativa – A comunidade delega certas decisões a membros eleitos por períodos determinados de tempo (Conselhos Municipais de Saúde).

Como ser bem-sucedido

O sucesso de um sistema de saúde municipal depende das seguintes condições:
1. Mostrar e ensinar à população as diferenças entre saúde e serviços de saúde;
2. Colocar o mínimo necessário de recursos para iniciar um projeto;
3. Descobrir pessoas que sabem fazer acontecer e envolvê-las nos projetos;
4. Começar por projetos pequenos de fácil execução;
5. Trabalhar com estruturas administrativas pequenas;
6. Comemorar e difundir sempre os resultados positivos.

Em quanto tempo se obtém resultados palpáveis?

Não desanimar. A Organização Mundial de Saúde, com base nas experiências implantadas no continente europeu (onde seguramente as condições de saúde são bem melhores que as nossas), nos fornece dados indicando que são necessários de três a seis anos para se implantar políticas públicas saudáveis e de cinco a dez anos para que elas se reflitam em ganhos concretos de saúde.

Como Implantar um Sistema de Saúde Pública Saudável

Luiz Antonio Nunes*

O SUS seguramente é a resposta adequada aos problemas de saúde de nosso país. A sua perfeita implantação e o seu pleno funcionamento dependem de um conjunto de postura, tanto gerencial como assistencial, vontade política, clareza estratégica e competência técnica. Cabe a nós médicos importante papel, no sentido de oferecer subsídios a essa proposta.

Devemos ter presente que em um sistema público de saúde o cidadão desempenha três papéis: ele é o **usuário** (consumidor), ele é o **financiador** e, portanto, tem de ter participação como **decisor**. Dessa forma, na implantação de um Sistema de Saúde, os seguintes objetivos devem ser priorizados:

1. O cidadão deve ser colocado no centro do sistema.
2. A ênfase deve ser dada aos resultados e impactos. A qualidade da atenção deve estar acima dos números.
3. A gerência do sistema deve buscar soluções para os problemas de saúde e bem-estar, instituindo políticas promotoras de saúde.
4. Deve ser promovida descentralização de responsabilidades e de funções em nível regional e local.
5. Deve ser valorizada a contribuição de outros setores da administração que tenham impacto na saúde e no bem-estar.
6. Sempre que possível parcerias devem ser estabelecidas com consumidores e prestadores de serviços.
7. Diálogos constantes com os profissionais da saúde para que as suas decisões estejam dentro de políticas públicas.
8. O dinheiro deve ser usado eficientemente e os recursos investidos em saúde devem ser conhecidos e valorizados pelo cidadão munícipe.

---

*Luiz Antonio Nunes é Presidente do Departamento de Medicina Social da Associação Paulista de Medicina.

9. Planejamento adequado para executar o máximo, dentro dos recursos disponíveis.

Uma vez estabelecidos os objetivos vamos juntos instituir quais **princípios** orientarão a operacionalização do nosso saudável sistema público de saúde.

1. Respeito aos direitos do cidadão.
   - Direito a um serviço adequado e personalizado.
   - Direito à informação.
   - Direito de participar nas decisões referentes à sua saúde.
   - Direito à uma morte com dignidade.

2. Oferta de mecanismos que forneçam informações sobre o funcionamento dos serviços.

3. Aprimoramento dos mecanismos de reclamações, de forma a torná-los mais claros, mais acreditáveis e mais efetivos.

4. Adaptação dos serviços às necessidades dos cidadãos.
   - Garantia de acesso fácil.
   - Unidades básicas com padrões de qualidade, que ofereçam serviço por 24 horas.
   - Serviços de emergência e de atendimento pré-hospitalar de bom nível.
   - Instalações e equipamentos adequados.
   - Serviços adaptados às necessidades de grupos particulares: idosos, crianças e adolescentes, portadores de deficiências etc.

5. Remuneração adequada e estímulo ao aprimoramento profissional para os trabalhadores da saúde.

6. Motivação dos trabalhadores da saúde.
   - Garantia de participação no planejamento das ações.
   - Autonomia profissional.
   - Condições de trabalho adequadas.

7. Aproximação do processo decisório da ação.
   - Descentralização.

- Definição das responsabilidades e das funções dos estabelecimentos de saúde.
- Estabelecimento de plano global de saúde que cubra todas as atividades e todos os recursos em doenças infecciosas, doenças ocupacionais e saúde ambiental.
- Estabelecimento de prioridades.
- Adoção de medidas efetivas e estratégias apropriadas para promoção de saúde e prevenção de doenças.

8. Valorização do dinheiro.
   - Enfoque do sistema nos seus resultados.
   - Alocação dos recursos, tendo como parâmetros a população a ser servida e o desempenho dos estabelecimentos de saúde.
   - Revisão da natureza e do escopo dos serviços.
   - Redução do número de trabalhadores em saúde a uma taxa compatível com as características sociais e demográficas da população.
   - Compatibilização das remunerações com a prática do local.
   - Controle da incorporação das tecnologias de saúde.
   - Racionalização das operações dos serviços de apoio a diagnóstico e a terapêutica.

Princípios Básicos do SUS

Gilberto Natalini*

O Sistema Único de Saúde, estabelecido pela Constituição e regulamentado pela Lei Orgânica da Saúde 8.080/90, tem entre seus princípios básicos a universalidade do atendimento, isto é, proporcionar à população brasileira acesso às ações e aos serviços de saúde, através de entidades vinculadas ao sistema, observando os princípios da eqüidade, da integralidade, da resolutividade e da gratuidade.

O objetivo deste estudo é, aproveitando o início de uma nova gestão nos municípios, reforçar, junto aos médicos e profissionais de saúde, a responsabilidade e o compromisso de mobilização para a continuidade do processo de implementação do SUS no país.

O documento compõe um movimento de reforço e subsídio aos profissionais da medicina no sentido de:

✓ Exercerem a plena autonomia na busca de soluções para a melhoria da qualidade de vida das populações;
✓ Avançarem no processo de articulação com os gestores de saúde; articularem meios e condições de dividir, com a sociedade, os dirigentes políticos e com o setor da saúde, a responsabilidade de melhor atendimento.

A partir da organização e do tratamento dos aspectos aqui abordados, pretende-se possibilitar o desenvolvimento de ações e análises sobre os diversos aspectos que fazem parte da assistência à saúde no país. A partir das conclusões obtidas, será possível caminhar para o

---

*Gilberto Natalini é Ex-presidente do Conselho Nacional de Secretários Municipais de Saúde (Conasems) e Vereador da Câmara Municipal de São Paulo.
*Colaboração: Maria Aparecida Carricondo e Nilo Brêtas.[1]

aprimoramento do SUS em seus diversos níveis de atuação, meta que, tenho certeza, é perseguida por todos aqueles que lutam pela melhoria da qualidade de vida do cidadão brasileiro.

Histórico

A construção do SUS é um processo no qual a diretriz da descentralização das ações e dos serviços de saúde vem se desenhando desde o movimento pela Reforma Sanitária na década de 70.

A proposta passa pelas experiências de medicina comunitária, pelos movimentos populares e avança no conhecido movimento municipalista.

Em 1975, a União cria o Sistema Nacional de Saúde (SNS). A competência para a execução das ações e dos serviços de saúde é dividida entre os ministérios da Saúde, da Previdência e da Assistência Social, da Educação e do Trabalho.

Em 1977, cria-se o Sistema Nacional de Previdência e Assistência Social (Sinpas), com a seguinte composição:

✔ Instituto Nacional de Previdência Social (INPS);
✔ Instituto Nacional de Assistência Médica da Previdência Social (Inamps);
✔ Legião Brasileira de Assistência (LBA);
✔ Fundação Nacional do Bem-estar do Menor (Funabem);
✔ Empresa de Processamento de Dados da Previdência Social (Dataprev);
✔ Central de Medicamentos (Ceme).

Em 1979, o Centro Brasileiro de Estudos em Saúde (Cebes) apresenta e discute a primeira proposta de reorientação do sistema de saúde.

A crise econômica dos anos 80 gera uma nova situação, exigindo o reconhecimento do governo e a necessidade de mudar o sistema, que assegurava saúde apenas aos contribuintes da Previdência Social. A própria população começa a se organizar e lutar pela democratização do país.

Em 1982, o governo muda a forma de pagamento do setor privado contratado e introduz o pagamento por diagnóstico, Autorização de Internação Hospitalar (AIH) e passa a celebrar convênios com os Estados e os municípios e a repassar recursos. Com a instituição das Ações Integradas de Saúde – AIS, os setores públicos de saúde se conhecem e iniciam um processo de planejamento mais integrado e articulado. Criam- se as Comissões Interinstitucionais, base dos Sistemas Unificados e Descentralizados de Saúde – Suds.

Em 1986 realiza-se a 8ª Conferência Nacional de Saúde, que, com ampla participação, discute a situação da saúde no país e aprova um relatório com recomendações de descentralização, participação popular e eficiência da gestão local. Essas recomendações passam a constituir o projeto da Reforma Sanitária Brasileira. A proposta da reforma para reorientar o sistema de saúde é a implantação do SUS – Sistema Único de Saúde.

Em 1988, o texto constitucional consagra a saúde como produto social e estabelece as bases legais dos municípios como responsáveis pela elaboração da política de saúde.

A saúde é incluída no capítulo da Seguridade Social que é o conjunto das ações de Saúde, Previdência Social e Assistência Social, com financiamento comum, e, para organizar o funcionamento do SUS, são elaboradas e aprovadas as Leis Orgânicas de Saúde: Lei 8.080/90 e Lei 8.142/90.

SUS: Aspectos Conceituais

O SUS é um **sistema**, formado por várias instituições dos três níveis de governo (União, Estados e municípios), e complementarmente pelo setor privado contratado e conveniado. O setor privado, quando contratado pelo SUS, atua com as mesmas normas do serviço público. O SUS deve:

✓ Atender a **todos**, de acordo com as suas necessidades, independentemente de pagamento;

✓ Atuar de maneira **integral**, com as ações de saúde voltadas para o indivíduo e para a comunidade, com ações de promoção, prevenção e tratamento;

✓ Ser **descentralizado**, com o poder de decisão pertencendo aos responsáveis pela execução das ações;

✓ Ser **racional**, devendo se organizar de maneira que sejam oferecidas ações e serviços de acordo com as necessidades da população, ser planejado para suas populações;

✓ Ser **eficiente** e **eficaz**, produzindo resultados com qualidade;

✓ Ser **democrático**, assegurando o direito de participação de todos os segmentos envolvidos com o sistema: dirigentes institucionais, prestadores de serviços, trabalhadores de saúde e usuários dos serviços. Os Conselhos de Saúde (nacional, estaduais e municipais) exercem o controle social no SUS, com o critério de composição paritária, ou seja, participação igual entre os usuários e os demais, com poder de decisão e não apenas consultivo;

✓ Ser **equânime**: eqüidade é diferente de igualdade. Todas as pessoas têm direito ao atendimento de suas necessidades, mas as pessoas são diferentes, vivem em condições desiguais e com necessidades diversas. O princípio da eqüidade é que o sistema deve estar atento às desigualdades.

Legislação Básica do SUS Constituição Federal – 1988

A saúde em nosso país recebeu atenção pela primeira vez na Constituição de 1934, em um artigo e um inciso. Na Constituição de 1946, a saúde foi inserida em dois artigos, dois incisos e uma alínea, com o intuito de normatização e iniciando o cuidado com a condição de vida do trabalhador.

A Constituição da República Federativa Brasileira, promulgada em 1988, assegura o exercício dos direitos sociais e individuais, a liberdade, a segurança, o bem-estar, o desenvolvimento, a igualdade e a justiça como valores supremos de uma sociedade fraterna, pluralista e sem preconceitos.

Capítulo II
DOS DIREITOS SOCIAIS

Art.6 – São direitos sociais a educação, a saúde, o trabalho, o lazer, a segurança, a previdência social, a proteção à maternidade e a infância, a assistência aos desamparados, na forma desta Constituição.

Capítulo II
DA UNIÃO

Art.21 – Compete à União:
XX – Instituir diretrizes para o desenvolvimento urbano, inclusive habitação, saneamento básico e transportes urbanos.

Art.22 – Compete privativamente à União legislar sobre:
XXIII – Seguridade social.

Art.23 – É de competência comum da União, dos Estados, do Distrito Federal e dos municípios:

II – Cuidar da saúde e da assistência pública, da proteção e da garantia das pessoas portadoras de deficiências.

Art.24 – Compete à União, aos Estados e ao Distrito Federal legislar concorrentemente sobre:

XII – Previdência social, proteção e defesa da saúde.

Capítulo IV
DOS MUNICÍPIOS

Art.30 – Compete aos municípios:

VII – Prestar, com a cooperação técnica e financeira da União e do Estado, serviços de atendimento à saúde da população.

Capítulo IV
DAS FUNÇÕES ESSENCIAIS À JUSTIÇA

SEÇÃO I
DO MINISTÉRIO PÚBLICO

Art.129 – São funções institucionais do Ministério Público:

I – Promover, privativamente, a ação penal pública, na forma da lei;

II – Zelar pelo efetivo respeito dos Poderes Públicos e do serviços de relevância pública aos direitos assegurados nesta Constituição, promovendo as medidas necessárias a sua garantia.

Capítulo II
DA SEGURIDADE SOCIAL

SEÇÃO I
DISPOSIÇÕES GERAIS

Art.195 – A seguridade social será financiada por toda a sociedade. De forma direta e indireta, nos termos da lei, mediante recursos provenientes dos orçamentos da União, dos Estados, do Distrito Federal e dos municípios, e das seguintes contribuições sociais:

I – Dos empregados, incidente sobre a folha de salários, o faturamento e o lucro;

II – Dos trabalhadores;
III – Sobre a receita de concursos de prognósticos.

SEÇÃO II
DA SAÚDE

Art.196 – A saúde é direito de todos e dever do Estado, garantido mediante políticas sociais e econômicas que visem à redução do risco de doença e de outros agravos e ao acesso universal e igualitário às ações e aos serviços para sua promoção, proteção e recuperação.

Art.197 – São de relevância pública as ações e os serviços de saúde, cabendo ao Poder Público dispor, nos termos da lei, sobre sua regulamentação, fiscalização e controle, devendo sua execução ser feita diretamente ou através de terceiros e, também, por pessoa física ou jurídica de direito privado.

Art.198 – As ações e os serviços públicos de saúde integram uma rede regionalizada e hierarquizada e constituem um sistema único, organizado de acordo com as seguintes diretrizes:

I – Descentralização, com direção única em cada esfera de governo;

II – Atendimento integral, com prioridade para as atividades preventivas, sem prejuízo dos serviços assistenciais;

III – Participação da comunidade.

Parágrafo único – O sistema único de saúde será financiado, nos termos do art. 195, com recursos da seguridade social, da União, dos Estados, do Distrito Federal e dos municípios, além de outras fontes.

Art.199 – A assistência à saúde é livre à iniciativa privada.

§ 1º – As instituições privadas poderão participar de forma complementar do sistema único de saúde, segundo diretrizes deste, mediante contrato de direito público ou convênio, tendo preferência as entidades filantrópicas e as sem fins lucrativos.

§ 2º – É vedada a destinação de recursos públicos para auxílios ou subvenções às instituições privadas com fins lucrativos.

§ 3º – É vedada a participação direta ou indireta de empresas ou capitais estrangeiros na assistência à saúde no país, salvo nos casos previstos em lei.

§ 4º – A lei disporá sobre as condições e os requisitos que facilitem a remoção de órgãos, tecidos e substâncias humanas para fins de transplantes, pesquisa e tratamento, bem como a coleta, o processamento e a transfusão de sangue e seus derivados, sendo vedado todo tipo de comercialização.

Art. 200 – Ao sistema único de saúde compete, além de outras atribuições, nos termos da lei:

I – Controlar e fiscalizar procedimentos, produtos e substâncias de interesse para a saúde e participar da produção de medicamentos, equipamentos, imunobiológicos, hemoderivados e outros insumos;

II – Executar as ações de vigilância sanitária e epidemiológica, bem como as de saúde do trabalhador;

III – Ordenar a formação de recursos humanos na área de saúde;

IV – Participar da formulação da política e da execução das ações de saneamento básico;

V – Incrementar em sua área de atuação o desenvolvimento científico e tecnológico;

VI – Fiscalizar e inspecionar alimentos, compreendido o controle de seu teor nutricional, bem como bebidas e águas para consumo humano;

VII – Participar do controle e da fiscalização da produção, transporte, guarda e utilização de substâncias e produtos psicoativos, tóxicos e radioativos;

VIII – Colaborar na proteção do meio ambiente, nele compreendido o do trabalho.

Leis Orgânicas da Saúde

As Leis Orgânicas da Saúde – LOS – conjunto de duas leis editadas (Lei 8.080/90 e Lei 8.142/90) para dar cumprimento ao mandamento constitucional de disciplinar legalmente a proteção e a defesa da saúde. São leis nacionais que têm o caráter geral, contém diretrizes e os limites que devem ser respeitados pela União, pelos Estados e pelos municípios ao elaborarem suas próprias normas. São destinadas, portanto, a esclarecer o papel das esferas de governo na proteção e na defesa da saúde, orientando suas respectivas atuações para garantir o cuidado da saúde.

■ **Lei 8.080/90** – Votada em 19 de setembro, dispõe sobre as condições para a promoção, a proteção e a recuperação da saúde, a organização e o funcionamento dos serviços correspondentes e dá outras providências.

Regulamenta em todo território nacional as ações de saúde, com diretrizes ao gerenciamento e da descentralização; permite à iniciativa privada participar do Sistema Único de Saúde em caráter complementar, com prioridade das entidades filantrópicas sobre as privadas lucrativas na prestação de serviços. A descentralização político-administrativa é enfatizada na forma da municipalização dos serviços e das ações de saúde, com redistribuição de poder, competências e recursos em direção aos municípios.

Define as Áreas de Atuação do SUS:

✓ Assistência terapêutica integral, inclusive farmacêutica;
✓ Controle e fiscalização de alimentos, água e bebidas para o consumo humano;
✓ Orientação familiar;
✓ Participação na área de saneamento;

- ✓ Participação na preparação de recursos humanos;
- ✓ Saúde do trabalhador;
- ✓ Vigilância epidemiológica;
- ✓ Vigilância nutricional;
- ✓ Vigilância sanitária.

Condiciona como competência do SUS a definição de critérios, valores e qualidade dos serviços. Veda o exercício de cargo de chefia ou função de confiança no SUS aos proprietários, administradores ou dirigentes de entidades filantrópicas e privadas lucrativas.

Trata da gestão financeira, condicionando a existência de conta específica para os recursos da saúde e a fiscalização da movimentação bancária pelo Conselho Municipal de Saúde.

Define os critérios para a transferência de recursos: perfil demográfico e epidemiológico, características quantitativas e qualitativas da rede, desempenho técnico e econômico-financeiro no período anterior e nível de participação orçamentária para a saúde.

Define que o Plano Municipal de Saúde é a base das atividades e da programação de cada nível de direção do SUS.

Garante a gratuidade das ações e dos serviços nos atendimentos públicos e privados contratados e conveniados.

■ **Lei 8.142/90** – Votada em 28 de dezembro, dispõe sobre a participação da comunidade na gestão do Sistema Único de Saúde e sobre as transferências intergovernamentais de recursos financeiros na área da saúde e dá outras providências.

Esta lei institui as instâncias colegiadas e os instrumentos de participação social em cada esfera de governo. Condicionou o recebimento de recursos financeiros à existência de Conselho Municipal de Saúde, funcionando de acordo com a legislação.

Em cada esfera de governo, sem prejuízo das funções do Poder Legislativo, existem as seguintes instâncias colegiadas: Conferência de Saúde e Conselho de Saúde. As Conferências devem ser realizadas em cada esfera de governo, organizadas no mínimo a cada quatro anos e paritárias como os conselhos. Os Conselhos são órgãos representativos em caráter permanente e deliberativo.

Define a participação do Conass (Conselho Nacional de Secretários de Saúde) e do Conasems (Conselho Nacional de Secretários Municipais de Saúde), no Conselho Nacional de Saúde.

Concede o repasse regular e automático de recursos para municípios, Estados e Distrito Federal e preconiza que, para receber recursos de forma regular e automática, Estados, Distrito Federal e municípios deverão ter Fundo de Saúde, Conselho de Saúde, Plano de Saúde e contrapartida de recursos em seus orçamentos.

Normas Operacionais Básicas

As Normas Operacionais têm como principal objetivo disciplinar o processo de implementação do SUS e se voltam mais diretamente para a definição de estratégias e movimentos táticos, que orientam a operacionalidade do sistema, dentre esses o detalhamento das competências das três esferas de governo.

■ Norma Operacional Básica 01/91
Esta norma cria a AIH (Autorização de Internação Hospitalar); o SIH (Sistema de Informação Hospitalar); FEM (Fator de Estímulo à Municipalização) e em relação ao processo de habilitação alcançaram-se alguns avanços: criação dos conselhos estaduais e municipais.

■ Norma Operacional Básica 01/93
Considerando que os municípios, os Estados e os próprios órgãos do Ministério da Saúde encontram-se em estágios diferentes em relação à descentralização do sistema, esta norma definiu procedimentos e instrumentos operacionais que visavam ampliar e aprimorar as condições de gestão, no sentido de efetivar o comando único do SUS nas três esferas de governo.

Foram criadas as Comissões Intergestores; no processo de gestão os Estados e os municípios poderiam se habilitar na Gestão Incipiente, Parcial e Semiplena; foram criados o FAE (Fator de Apoio ao Estado), FAM (Fator de Apoio ao Município) e o SIA (Sistema de Informação Ambulatorial). Esta norma representou um avanço no processo de descentralização das ações e dos serviços de saúde e na construção do SUS.

■ Norma Operacional Básica 01/96
Esta norma vem aperfeiçoar a gestão dos serviços de saúde no país e a própria organização do sistema, visto

que o município passa a ser, de fato, o responsável pelo atendimento das necessidades e das demandas de saúde do seu povo e das exigências de intervenções saneadoras em seu território. Ao tempo em que aperfeiçoa a gestão do SUS, esta NOB aponta para uma reordenação do modelo de atenção à saúde.

As gestões municipais são duas: **Gestão Plena da Atenção Básica** e **Gestão Plena do Sistema Municipal**. Ambas recebem recursos de forma regular e automática para o atendimento básico, na forma do PAB (Piso de Atenção Básica), no valor de R$10,00 hab./ano. Recebem também recursos, na forma de incentivo, para assistência farmacêutica básica, saúde da família, agentes comunitários, carência nutricional, vigilância sanitária e epidemiológica.

Na Gestão Plena do Sistema, os municípios habilitados recebem os recursos de assistência especializada ambulatorial e hospitalar fundo a fundo, além dos recursos da assistência básica.

Os sistemas de informação devem ser alimentados mensalmente:

✓ SIM: Sistema de Informação de Mortalidade;
✓ Sinasc: Sistema de Informação de Nascidos Vivos;
✓ Sinan: Sistema de Informação de Agravos de Notificação;
✓ Sisvan: Sistema de Vigilância Alimentar e Nutricional;
✓ SIA – SUS: Sistema de Informação Ambulatorial;
✓ SIH – SUS: Sistema de Informação Hospitalar;
✓ Siab: Sistema de Informações de Atenção Básica de Saúde da Família e/ou Agentes Comunitários.

■ NOAS – SUS 01/2001

Desde 1999, foi estabelecido um processo de avaliação do movimento de descentralização, buscando identificar os estrangulamentos e as possibilidades de avanço do SUS.

Nesse processo, ficou claro a adesão dos municípios brasileiros à descentralização, atingindo 98% de habilitação no total dos municípios do país. No entanto, problemas de natureza tanto conjuntural como estrutural ficaram evidentes nesse processo. O estabelecimento de determinados pactos pouco funcionais entre Estados e municípios, quanto à divisão de responsabilidades e à partilha da gestão de unidades que dificultam a organização de sistemas municipais/microrregionais, é um dos indicadores mais visíveis das distorções. Outro problema, de caráter estrutural, é a existência exclusiva de condições de gestão polares (Plena do Básico X Plena do Sistema), que não traduzem a heterogeneidade das realidades de oferta de serviços nas distintas regiões do país, e mesmo entre municípios-pólo e os demais, induzindo à busca da habilitação em Plena do Sistema de diversos municípios, cuja oferta em pouco ou nada difere da atenção básica. Como resultado desses estudos é elaborada a Norma Operacional da Assistência (NOAS- SUS 01/2001) em fase de implementação, que: assegura o comando único sobre o sistema; incorpora a microrregionalização a partir da base legal; amplia a atenção básica; resgata o processo de PPI; avança na utilização do *per capita* como forma de repasse (Básico Ampliado e mínimo da média complexidade); instrumentaliza e regula a relação gestor-gestor e permite maior visibilidade aos processos de pactuação de referências, permitindo maior controle pelos gestores.

Fóruns de Negociação e Deliberação no Processo de Descentralização

No Âmbito Nacional:
✓ Comissão Intergestores Tripartite: integrada paritariamente por representantes do Ministério da Saúde, dos órgãos de representação do conjunto dos Secretários Estaduais de Saúde – Conass e do conjunto dos Secretários Municipais de Saúde – Conasems. Tem por finalidade assistir na elaboração de propostas para a implantação e a operacionalização do SUS, submetendo-se ao poder deliberativo do Conselho Nacional de Saúde.
✓ Conselho Nacional de Saúde: atua como órgão deliberativo na formulação de estratégias e no controle da execução da Política Nacional de Saúde.

No Âmbito Estadual:
✓ Comissão Intergestores Bipartite: integrada paritariamente por dirigentes da Secretaria Estadual de Saúde e o órgão de representação dos Secretários Municipais de Saúde do Estado (Cosems). É a instância privilegiada de negociação nos Estados.
✓ Conselho Estadual de Saúde: atua na formulação de estratégias da Política Estadual de Saúde, instância deliberativa.

No Âmbito Municipal:
✓ Conselho Municipal de Saúde: instância deliberativa, atua na formulação de estratégias e no controle da execução da Política Municipal de Saúde.

Instrumentos de Planejamento de Saúde

O planejamento público tem uma dimensão técnica e uma dimensão política. Técnica quando implica uma metodologia de trabalho própria, o acesso a informações atualizadas, sistematizadas e agregadas. E tem dimensão política quando é, antes de tudo, um processo de negociação para conciliar valores, necessidades e interesses e administrar conflitos ente os vários segmentos da sociedade que disputam os benefícios da ação governamental.

Definidos na legislação, são três os instrumentos de planejamento de saúde municipal:

■ **Plano Municipal de Saúde** – Instrumento que define objetivos, prioridades e metas, além de previsão de financiamento das ações e dos serviços, sendo dimensionado através de:

✓ Gestão do Sistema Municipal de Saúde, na qual estão envolvidas a promoção, a proteção e a recuperação da saúde;

✓ Gestão dos serviços próprios da Secretaria Municipal de Saúde, relacionados à definição dos programas, dos projetos, das metas e dos indicadores de resultados que orientam a prestação de serviços nas áreas ambulatorial, hospitalar, urgência e emergência, vigilância à saúde e vigilância sanitária.

■ **Programação da Assistência Ambulatorial e Hospitalar** organizada para:

Programação da Assistência Ambulatorial
✓ Atenção Básica;
✓ Assistência Ambulatorial de média complexidade;
✓ Assistência Ambulatorial de alta complexidade.

Programação de Assistência Hospitalar
- ✓ Hospitais locais;
- ✓ Hospitais microrregionais;
- ✓ Hospitais regionais-gerais especializados.

■ **Relatório de Gestão** – Tem como objetivo principal avaliar a administração da saúde municipal, além da função de comparar as metas previstas no período de execução do plano de saúde com as ações realizadas, a fim de avaliar os indicadores dos resultados alcançados.

Principais Sistemas de Informação de Abrangência Nacional
Sibele Maria Gonçalves Ferreira*

Com certeza, no setor público de saúde, existe um reconhecimento quanto à importância de empreender-se esforços para a obtenção e a manutenção de dados e informações de abrangência nacional, que permitam o acompanhamento do SUS em todo o país, possibilitando a produção de análises comparativas entre os diversos Estados, municípios e regiões, de forma a subsidiar a tomada de decisões em todos os níveis de gestão. Compreende-se que a informação é fundamental para a democratização e o aprimoramento da gestão do setor saúde.

Atualmente, ainda se verifica a falta de integração entre os diversos sistemas existentes, com destaque para problemas relativos à falta de confiabilidade dos dados e à baixa utilização das informações como subsídio ao processo de tomada de decisões em todos os níveis do SUS.

Além disso, alguns sistemas foram desenvolvidos para atender (quase), exclusivamente, ao controle da produção de serviços e de seu respectivo faturamento, não contemplando outras necessidades de informação, particularmente, aquelas voltadas para a avaliação do impacto das ações desenvolvidas sobre a situação de saúde das populações. Apesar desses problemas, é fundamental a utilização dos sistemas existentes como estratégia para:

✓ Estimular que o processo de tomada de decisões e de avaliação, em todos os níveis do SUS, seja cada vez mais orientado pelo uso de informações;

✓ Que esses sistemas possam ser continuamente aperfeiçoados, apostando que, através de sua ampla

---

*Sibele Maria Gonçalves Ferreira é Assessora na área de informação em saúde da Secretaria de Políticas de Saúde do Ministério da Saúde.

utilização, eles poderão ser criticados e devidamente corrigidos ou mesmo substituídos;

✓ Que se viabilize um processo efetivo de consolidação de banco de dados, de abrangência nacional, que permita o compartilhamento e, particularmente, a comparabilidade entre diferentes situações. Lembrando que a comparação é uma das principais ferramentas para a elaboração de uma análise epidemiológica.

Sistemas de Informação de Abrangência Nacional sobre Órgãos Responsáveis pela Gestão

Cenepi – Centro Nacional de Epidemiologia

Faz parte da estrutura da Fundação Nacional de Saúde/Ministério da Saúde, responsável pela definição de normas, procedimentos técnicos e diretrizes operacionais do Sistema Nacional de Vigilância Epidemiológica. Deve promover a cooperação técnica e assessorar as secretarias estaduais e municipais de saúde. Trabalha para a promoção e a disseminação do uso da metodologia epidemiológica em todos os níveis do SUS. Busca "...desenvolver sistemas de informação que permitam o acompanhamento do quadro sanitário do país e subsidiem a formulação, a implementação e a avaliação das ações de prevenção e controle de doenças e agravos, a definição de prioridades e a organização dos serviços e das ações de saúde".

Datasus – Departamento de Informática do SUS

Como parte da estrutura do Ministério da Saúde, encontra-se sob a gestão da Secretaria Executiva do Ministério. "Sendo um órgão de informática de âmbito nacional, representa importante papel como centro tecnológico de suporte técnico e normativo para a montagem de sistemas de informática e informação da Saúde." Sua missão é: "...prover os órgãos do SUS de sistemas de informação e suporte de informática necessários ao planejamento, operação e controle do SUS, através da manutenção de bases de dados nacionais..."

SIM – Sistema de Informações sobre Mortalidade

Características: coleta dados sobre óbitos. Objetiva fornecer informações sobre o perfil de mortalidade nos diferentes níveis do SUS. O documento padrão para entrada dos dados é a declaração de óbito (D.O.). Na maior parte do país, o processamento dos dados é feito pelo Gestor Estadual de Saúde. O avanço do processo de municipalização vem colocando os municípios à frente desse processo, buscando intervenções mais próximas e específicas sobre os problemas colocados. O sistema permite que os dados sejam agregados ou desagregados por Estado, município, bairro ou endereço residencial. Os dados podem ser consultados na home page do Datasus: http//www.datasus.gov.br/ em Informações de Saúde – Mortalidade (1979-1997).

SINAN – Sistema de Informações sobre Agravos Notificáveis

Características: coleta dados sobre agravos de notificação compulsória. Foi instituído em 1996. Pode ser ativado a partir do município, gerando informações por distrito e bairro. A notificação compulsória tem sido a principal fonte usada pela Vigilância Epidemiológica para desencadear medidas de controle. Os dados trabalhados referem-se às seguintes doenças: cólera, coqueluche, dengue, difteria, doença de chagas (casos agudos), doença meningocócica e outras meningites, febre amarela, febre tifóide, hanseníase, hepatites B e C, leishmaniose visceral, leptospirose, malária (em área não endêmica), meningite por *Haemophilus influenzae*, peste, poliomielite, paralisia flácida aguda, raiva humana, rubéola, síndrome de rubéola congênita, sarampo, sífilis congênita, síndrome de imunodeficiência adquirida, tétano e tuberculose.

Segundo a legislação: "...todo e qualquer surto ou epidemia, assim como a ocorrência de agravo inusitado, independentemente de constar na lista de doenças de notificação compulsória, deve ser notificado, imediatamente, às secretarias municipal e estadual de saúde e à Fundação Nacional de Saúde".

Sinasc – Sistema de Informações sobre Nascidos Vivos

Características: objetiva construir uma base de dados sobre as crianças nascidas vivas em todos os níveis do SUS. Como o SIM, conta com um documento-padrão, a declaração de nascimento (D.N.). Os municípios que vêm trabalhando, adequadamente, com o sistema têm obtido resultados significativos, permitindo uma intervenção prematura nos riscos apresentados pelos recém-nascidos Até o momento, são considerados como nascidos vivos de risco aqueles que: têm baixo peso ao nascer (menor que 2.500 gramas); a idade da mãe é menor do que 17 anos; a idade gestacional é menor do que 37 semanas (prematuridade); o nível de escolaridade da mãe é baixo (menor do que 1º Grau); e o número de consultas de pré-natal freqüentadas pela mãe é menor do que quatro.

Os dados sobre o recém-nascido podem ser agregados ou desagregados por município, por bairro, pelo endereço residencial ou pelo estabelecimento de saúde onde a criança nasceu. Ainda é muito importante garantir o cumprimento da obrigatoriedade do preenchimento e encaminhamento da D.N. As experiências em várias localidades do país têm mostrado que essa ferramenta de informação pode, por exemplo, efetivamente melhorar coeficientes como o da mortalidade infantil e da incidência de desnutrição nas crianças e nas mães.

SIA-SUS – Sistema de Informações Ambulatoriais do SUS

Características: oferece dados sobre controle orçamentário e produção de serviços ambulatoriais; capacidade instalada e recursos financeiros orçados e repassados aos municípios (referentes à atenção ambulatorial), por exemplo, os Repasses para Custeio Ambulatorial (RCA).

Permite contar o que foi produzido, mas não quem e quantos foram atendidos. Mas é instrumento importante para controlar o repasse de recursos, possibilitando a identificação de inconsistências entre a fatura apresentada e a capacidade instalada. No mínimo, permite avaliar se a produção de procedimentos é compatível com a estrutura (física, recursos humanos e/ou equipamentos) que o prestador dispõe, permitindo intervir sobre distorções mais grosseiras.

SIH-SUS – Sistema de Informações Hospitalares do SUS
Características: trabalha dados referentes às internações hospitalares, particularmente aqueles que informam sobre os procedimentos realizados. A partir desses dados são efetuados pagamentos para os hospitais conveniados ou contratados pelo SUS. Também processa dados sobre as causas de internação; a quantidade de leitos por especialidade; o tempo médio de permanência do paciente hospitalizado e a relação dos procedimentos mais freqüentes em cada hospital, município e Estado. Suas informações buscam facilitar a atividade de controle e avaliação do repasse de recursos efetuado pelo SUS. Conta com um documento-padrão para coleta de: Autorização de Internação Hospitalar (AIH), que contém um grande detalhamento de dados. Entretanto, esses dados ainda são pouco trabalhados para gerar informações, não apenas de controle, mas que, efetivamente, avaliem as respostas que estão sendo oferecidas. Ainda assim, diferente do SIS-SUS, é possível identificar quem e qual o tipo de demanda está sendo atendida.

Siab – Sistema de Informação sobre Atenção Básica
Características: voltado para as ações referentes à atenção básica, particularmente para as ações desenvolvidas pelo Programa de Agentes Comunitários de Saúde (PACS) e pelo Programa de Saúde da Família (PSF).

Esse sistema processa informações sobre a população acompanhada e pode permitir aos gestores municipais, estaduais e federal o acompanhamento contínuo e a avaliação das atividades desenvolvidas. A base de dados pode ser dividida em blocos:

1. Dados e indicadores referentes ao cadastramento das famílias: características das pessoas, dos domicílios, das condições de saneamento, entre outros.

2. Dados e indicadores referentes a grupos de risco: crianças menores de 2 anos, gestantes, hipertensos, diabéticos, pessoas com tuberculose e pessoas com hanseníase.

3. Dados e indicadores referentes às atividades realizadas: produção e cobertura de ações, notificação de agravos, óbitos, hospitalizações, entre outros.

SI-PNI – Sistema de Informações do Programa Nacional de Imunizações

Características: tem como objetivo contribuir para o controle, eliminação e/ou erradicação das doenças transmissíveis e imunopreveníveis, com a imunização sistemática da população. O SI-PNI foi implantado a partir de 1993, com o objetivo de garantir a qualidade dos dados e a velocidade do fluxo de informações, otimizando o controle e o gerenciamento das unidades de vacinação.

Sisvan – Sistema de Informação sobre Vigilância Alimentar e Nutricional

Características: destina-se ao acompanhamento do Programa de Combate às Carências Nutricionais – PCCE. Propõe-se a ser um processo contínuo de coleta, tratamento, interpretação e disseminação de dados e informações sobre a situação alimentar e nutricional e de seus fatores determinantes. Pretende conhecer e "medir" esse tipo de problema de saúde, identificando grupos de risco (biológicos e sociais). Busca apontar tendências quanto à distribuição geográfica e temporal da evolução deste tipo de problema. Esses eventos podem ser diretamente relacionados às políticas governamentais de produção, abastecimento e consumo de alimentos. Ou seja, do acesso físico e econômico aos produtos que constituem a cesta básica de alimentos de cada população. Visa produzir informações para o avanço da conscientização da população sobre os problemas relacionados à alimentação e à nutrição como também sobre as alternativas para enfrentá-los.

Siclom – Sistema de Controle Logístico de Medicamentos

Características: destina-se ao cadastramento de todos os pacientes infectados pelo HIV que recebem medicamentos do SUS. Nesse sistema, os pacientes cadastrados recebem cartões magnéticos para identificação em todas as Unidades de Saúde que dispensam medicamentos de Aids e que estão sendo equipadas com computador e leitora de cartões.

Sigab – Sistema de Gerenciamento de Unidade Ambulatorial Básica

Características: destina-se a atender as necessidades de informações da direção de uma unidade básica de saúde, coletando dados das consultas dos profissionais médicos e não médicos, dos atendimentos dos profissionais de nível médio, vacinação e laboratórios da unidade, gerando relatórios gerenciais, de faturamento e exportando dados para o SIA-SUS e SI-PNI. Consiste nos módulos de consulta, saúde bucal, atendimento complementar, atendimento de programas, produção laboratorial, vacinação e pronto-atendimento.

Hospub – Sistema Integrado de Informatização de Ambiente Hospitalar

Características: destina-se a automatizar e integrar, de forma online, os diversos setores e processos dentro de uma unidade hospitalar. Atualmente contempla as áreas finalísticas, ou seja, todos os setores assistenciais de um hospital, ambulatório especializado ou laboratório central. Possibilita a criação e a manutenção, de forma automatizada, do cadastro único de usuários/pacientes e consiste dos seguintes módulos: arquivo médico (Same), gerenciamento de unidades de emergência (Sigue), gerenciamento hospitalar (Sigho), gerenciamento de unidades ambulatoriais especializadas (Sigae), apoio à diagnose e à terapia (Siadt) e gerenciamento de centro cirúrgico (Sicec). O sistema gera as saídas adequadas para o SIH-SUS e SIA-SUS, permitindo o faturamento com mais facilidade, sem necessidade de transcrição.

Censo – Levantamento Decenal de Dados Populacionais e Indicadores Sociais

O Censo é realizado pelo IBGE e existe desde 1940. Tem por objetivo a contagem da população e dos domicílios existentes no país. O único Censo que não foi realizado na década certa foi o de 1990 (feito em 1991).

Características: basicamente o Censo pesquisa as seguintes variáveis:

1. Domicílio: localização, condições de infra-estrutura (tamanho, água, luz, esgoto etc.).

2. Indivíduos: sexo, idade, religião, cor, raça, naturalidade e nacionalidade.
3. Famílias: tamanho e relação de parentesco.
4. Educação: alfabetização, escolaridade, nível de instrução, cursos etc.
5. Mão-de-obra: tipo de ocupação, ramo de atividade, carteira de trabalho, rendimento, contribuição previdenciária e procura de trabalho.
6. Mortalidade.
7. Fecundidade (número de filhos por mulher).
8. Migração.

Sistemas de Informação de Abrangência Nacional

SIGLAS	SISTEMAS	INDICADORES	ÓRGÃO
SIM	Sistema de Informação sobre Mortalidade	Informações relacionadas com o perfil epidemiológico	CENEPI
SINAN	Sistema de Informações sobre Agravos Notificáveis		
SINASC	Sistema de Informação sobre Nascidos Vivos		
SIA-SUS	Sistema de Infomações Ambulatoriais do SUS	Informações relacionadas à assistência e à administração	DATASUS
SIH-SUS	Sistema de Informações Hospitalares do SUS		
SIAB	Sistema de Informação sobre Atenção Básica		
SI-PNI	Sistema de infomações do Programa Nacional de Imunizações		
SISVAN	Sistema de Informação sobre Vigilância Alimentar e Nutricional		
SICLOM	Sistema de Controle Logístico de Medicamentos		
SIGAB	Sistema de Gerenciamento de Unidade Ambulatorial Básica	Informações gerenciais	DATASUS
HOSPUB	Sistema Integrado de Informatização de Ambiente Hospitalar		
CENSO	Levantamento decenal de dados populacionais e indicadores sociais		IBGE

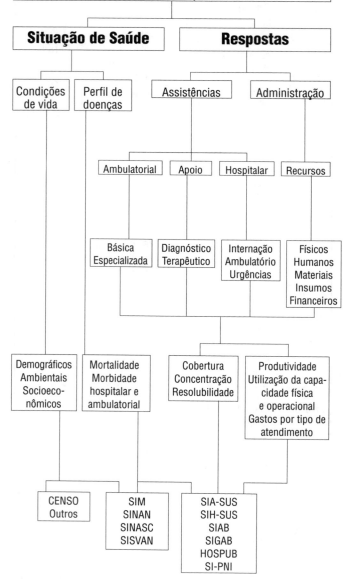

Ação Básica

A Constituição Federal de 1988 define como princípios do SUS: **Universalização, Integralidade, Descentralização, Hierarquização** e **Participação Popular.**

Mesmo que esses princípios não tenham ainda sido atingidos na sua plenitude, é impossível negar os importantes avanços obtidos nessa última década no processo de consolidação do SUS, dentre os quais se destaca a descentralização com efetiva municipalização.

No entanto, precisamos reconhecer que ainda há muito a fazer para garantir que todas as pessoas tenham acesso aos serviços de saúde. É preciso que esses serviços estejam próximos de onde as pessoas vivem ou trabalham, que sejam resolutivos, oportunos e humanizados. É necessário que sejamos capazes de provocar uma verdadeira mudança na forma como o sistema de saúde está organizado, aliado à luta pela expansão de recursos para a saúde.

O atual modelo de atenção está centrado no hospital, quando sabemos que unidades básicas de saúde, funcionando adequadamente, são capazes de resolver, com qualidade, cerca de 85% dos problemas de saúde da população.

A proposta é investir amplamente no primeiro nível de atenção – a **Atenção Básica** – a fim de possibilitar a organização e o adequado funcionamento dos serviços de média e alta complexidade, sem perder de vista o compromisso da integralidade. Só assim será possível acabar com as filas, com o consumo abusivo de medicamentos e com o uso indiscriminado de equipamentos de alta tecnologia.

Os problemas mais comuns devem ser resolvidos na **Atenção Básica**, deixando que os ambulatórios de especialidades e os hospitais cumpram com competência seu verdadeiro papel, resultando numa maior satisfação dos usuários e na utilização mais racional dos recursos existentes.

---

[1]Citação obtida na página do Datasus, disponível na Internet.

Atenção Básica à Saúde

É um conjunto de ações, de caráter individual ou coletivo, situadas no primeiro nível de atenção dos sistemas de saúde, voltadas para a promoção da saúde, a prevenção de agravos, o tratamento e a reabilitação. Busca-se, com isso, avançar na direção de um sistema de saúde centrado na qualidade de vida das pessoas e de seu meio ambiente.

A organização da atenção básica, com base na Lei Orgânica de Saúde – Lei 8.080, tem como fundamento os princípios do SUS, a seguir referidos:

• **Saúde como direito** – A saúde é um direito fundamental do ser humano. O Estado deve prover as condições indispensáveis a seu pleno exercício, por meio de políticas econômicas e sociais que visem a redução de riscos de doenças e de outros agravos e no estabelecimento de condições que assegurem acesso universal e igualitário às ações e aos serviços para a promoção, proteção e recuperação da saúde individual e coletiva.

• **Integralidade da assistência** – Conjunto articulado e contínuo de ações e serviços, preventivos e curativos, individuais e coletivos, exigidos para cada caso, em todos os níveis de complexidade do sistema.

• **Universalidade** – Acesso garantido aos serviços de saúde para toda a população, em todos os níveis de assistência.

• **Eqüidade** – Igualdade na assistência à saúde, com ações e serviços priorizados em função de situações de risco, das condições de vida e da saúde de determinados indivíduos e grupos de população.

• **Resolutividade** – Assistência integral, contínua, resolutiva e de boa qualidade a todas as pessoas. Identificação e intervenção sobre as causas e os fatores de risco aos quais a população está exposta.

- **Intersetorialidade** – Desenvolvimento de ações integradas entre os serviços de saúde e outros órgãos públicos, com a finalidade de articular políticas e programas de interesse para a saúde, cuja execução envolva áreas não compreendidas no âmbito do Sistema Único de Saúde, potencializando, assim, os recursos financeiros, tecnológicos, materiais e humanos disponíveis e evitando duplicidade de meios para fins idênticos.
- **Humanização do atendimento** – Estreitamento do vínculo entre os profissionais de saúde e a população.
- **Participação** – Democratização do conhecimento do processo saúde/doença e dos serviços, estimulando a organização da comunidade para o efetivo controle social na gestão do sistema.

A Constituição Federal atribui aos prefeitos municipais responsabilidades sobre as ações e os serviços de atenção à saúde, reconhecendo que a proximidade permite-lhes identificar as reais necessidades de saúde da população.

A NOB-SUS 01/96 reafirma os princípios constitucionais ao definir que o município é responsável, em primeira instância, pela situação da saúde de sua população, organizando os serviços que estão sob sua gestão e/ou participando na construção do acesso aos demais serviços (dentro e fora do município).

A administração municipal assume gradativamente a responsabilidade de organizar e desenvolver o sistema municipal de saúde, onde se insere o conjunto de ações que caracterizam a Atenção Básica.

Com o objetivo de melhor definir as responsabilidades com a atenção básica e de permitir o acompanhamento da descentralização trazida pela Norma Operacional Básica do SUS 01/96, foi publicado pelo Ministério da Saúde, em janeiro de 1999, o documento *Manual para Organização da Atenção Básica*.

Foi elaborado com a contribuição de diversos setores do Ministério da Saúde, do Conselho Nacional de Secretários de Saúde e do Conselho Nacional de Secretários Municipais de Saúde e aprovado pela Portaria GM/MS nº 3.925, de 13/11/1998.

Este manual apresenta:
- A conceituação da atenção básica;
- As responsabilidades dos municípios, enquanto gestores desse tipo de atenção;
- Um elenco de ações, atividades, resultados e impactos esperados, que traduzem as responsabilidades descritas;
- Orientações sobre o repasse, aplicação e mecanismos de acompanhamento e controle dos recursos financeiros que compõem o Piso de Atenção Básica – PAB.

Pacto da Atenção Básica

O processo desencadeado pelo Ministério da Saúde, em parceria com Estados e municípios, traduzido como Pacto dos Indicadores da Atenção Básica, propicia a incorporação de mecanismos de monitoramento das ações e dos serviços de saúde, processos esses que devem ser assumidos como responsabilidade de todas as instâncias de gestão do SUS.

O processo de organização do Pacto da Atenção Básica apresenta-se como estratégia capaz de dar visibilidade às mudanças ocorridas no espaço de gestão local do SUS. Articulado a um processo mais amplo de programação, que no âmbito do SUS caracteriza-se com a Programação Pactuada Integrada – PPI, o Pacto dos Indicadores constitui-se em instrumento de negociação de metas e ações orientadas para os problemas identificados como prioritários e que, se enfrentados adequadamente, propiciarão a mudança da situação de saúde da população.

Não se constitui apenas em um exercício estatístico que visa a definição de metas, taxas ou indicadores de saúde a serem alcançados. Sua função primordial é a de estabelecer, de forma coerente e articulada, uma nova maneira de conduzir a gestão do SUS, em que o monitoramento e a avaliação das ações e dos serviços de saúde deixam de ser desenvolvidos como ritos administrativos e passam a ser incorporados à cultura, objetivando a construção de processo de reorganização da Atenção Básica.

Programas de Saúde da Família e Agentes Comunitários de Saúde

A nova estratégia do setor saúde, representada pelo Programa Saúde da Família, não deve ser entendida como uma proposta marginal, mas, sim, como a substituição do modelo vigente, plenamente sintonizada com os princípios do SUS e, acima de tudo, voltada à permanente defesa da vida do cidadão.

Essa estratégia, iniciada com a incorporação de Agentes Comunitários às unidades básicas de saúde, contribui para que as atribuições e as responsabilidades apontadas para a atenção básica possam ser executadas e assumidas de uma forma inovadora, com efetiva mudança na organização dos serviços de saúde.

A Unidade Básica de Saúde da Família é o novo ou antigo Posto ou Centro de Saúde reestruturado, trabalhando dentro de uma nova lógica, que lhe atribui maior capacidade de resposta às necessidades básicas de saúde da população em sua área de abrangência.

Essa unidade tem de ser resolutiva, com profissionais capazes de assistir os problemas de saúde mais comuns, não se limitando a fazer apenas triagem e encaminhamento para os serviços mais especializados.

A unidade Saúde da Família deve realizar uma assistência integral, contínua e de qualidade, desenvolvida por uma equipe multiprofissional na própria unidade e também nos domicílios e em locais comunitários, como escolas, creches, asilos, presídios, entre outros.

As equipes de Saúde da Família trabalham com uma população adscrita, ou seja, com um número fixo de famílias. Recomenda-se que cada equipe acompanhe 600 a 1.000 famílias, entre 2.400 a 4.500 pessoas.

A equipe é composta, minimamente, por médico, enfermeiro, auxiliar de enfermagem e quatro a seis Agentes Comunitários de Saúde.

Cada agente acompanha entre 400 e 750 pessoas e deve ser um morador da comunidade por ele acompanhada.

Outros profissionais de saúde podem ser incorporados à equipe, de acordo com as demandas e as características da organização dos serviços de saúde locais.

A equipe trabalha com carga horária de oito horas diárias, conforme as seguintes linhas de atuação:

✓ Cadastramento de todas as famílias residentes em sua área de abrangência, realizado com a participação da comunidade;

✓ Diagnóstico das condições socioeconômicas e de saúde da população sob sua responsabilidade;

✓ Identificação das pessoas e das famílias que necessitam de atenção especial, por estarem sujeitas a situações de maior risco de adoecer ou morrer;

✓ Priorização das ações a serem desenvolvidas para enfrentamento dos problemas identificados. Por exemplo, ações voltadas para a saúde das crianças, das gestantes, da mulher, do idoso, para tratamento e recuperação de portadores de doenças endêmicas, infecciosas ou degenerativas, como malária, tuberculose, hanseníase, hipertensão, diabetes e outras;

✓ Ênfase no enfoque da promoção à saúde, facilitado pelo vínculo estabelecido entre a equipe e as famílias, que cria um espaço privilegiado para a incorporação de hábitos saudáveis;

✓ Atuação intersetorial, por meio de parcerias estabelecidas com diferentes segmentos sociais e institucionais, de forma a intervir em situações que transcendem a especificidade do setor e que têm efeitos determinantes sobre as condições de vida e, conseqüentemente, de saúde dos indivíduos.

O PSF é uma estratégia prioritária do Ministério da Saúde para reestruturação da Atenção Básica e seu financiamento deve ser garantido pelo PAB – Piso da Atenção Básica, adicionado aos recursos de fontes estaduais e municipais.

O PAB é composto de uma parte fixa correspondente a um valor *per capta* e outra variável, formada de incentivos financeiros a ações consideradas estratégicas para a organização da atenção básica à saúde. Essas ações são: Vigilância Sanitária, Assistência Farmacêutica Básica, Vigilância Epidemiológica e Controle de Doenças, Combate às carências Nutricionais, Programa Saúde da Família e Agentes Comunitários de Saúde.

Os recursos são transferidos, mensalmente, do Fundo Nacional de Saúde para os Fundos Municipais, ou excepcionalmente, para os Fundos Estaduais, nos casos de municípios que ainda não se encontram habilitados a gerenciar seu sistema de saúde. O valor *per capita* varia entre R$ 10,00 e R$18,00.

Esses recursos são administrados pelo gestor municipal, com sua utilização preestabelecida pelo Plano Municipal de Saúde e fiscalizada pelo Conselho Municipal de Saúde e por órgãos de auditoria estaduais e federais.

O valor de incentivo para o Programa de Agentes Comunitários é fixo de R$ 2.200,00 por agente/ano. Corresponde a R$ 183,33 agente/mês.

Para o PSF, a Portaria 1.329, de 12/11/99, estabelece que, de acordo com a faixa de cobertura, os municípios passem a receber valores diferenciados, que variam de R$ 28 mil a R$ 54 mil/equipe/ano.

Essa diferenciação no valor dos incentivos se deve ao fato de que, quanto maior o número de pessoas acompanhadas pelo PSF, maior é o seu impacto.

Existe também um incentivo adicional para implantação de novas equipes, num valor de R$ 10 mil/equipe, pagos em duas parcelas.

A implantação do Programa Saúde da Família/Agentes Comunitários de Saúde depende da decisão política do gestor municipal. Tomada esta decisão, o gestor municipal deve procurar a Secretaria Estadual de Saúde/ Coordenação do PSF/PACS, que prestará assessoria ao município em todas as etapas de implantação.

O município ganha com o PSF, porque um maior número de pessoas passa a ser atendido nas Unidades de Saúde da Família, recebendo assistência contínua e qualificada. Melhoram os indicadores de saúde, reorganiza-se o sistema local de saúde, diminui-se o número de exames complementares, de consultas especializadas, de encaminhamentos de urgência e internações hospitalares desnecessárias.

Com isso, o prefeito também conhece melhor as comunidades do seu município e as suas prioridades e pode potencializar os recursos empregados, respondendo essas demandas de forma mais integrada entre os vários setores da administração municipal.

Vigilância Sanitária: Organização e Descentralização

A Constituição Federal de 1988 e a Lei 8.080/90 delimitaram as competências dos três entes federados quanto às responsabilidades pela execução das ações de vigilância sanitária. A descentralização da vigilância sanitária, no entanto, passou ao largo das preocupações do processo de reorganização dos serviços de saúde. Somente com a NOB 01/96 essa área, ainda que timidamente, passou a figurar na agenda do setor.

A descentralização da vigilância sanitária assume contornos diferenciados das demais áreas do Ministério da Saúde. Ao mesmo tempo em que esforços são canalizados para implantar serviços de Vigilância Sanitária nos demais níveis de governo, deve-se consolidar, como retaguarda, a estrutura federal, recém-criada e em fase de organização. Assim, o papel da Agência Nacional de Vigilância Sanitária – Anvisa, no que diz respeito a seus congêneres nas demais esferas, está bastante claro.

O processo de descentralização da vigilância sanitária deve ter como norte o compartilhamento solidário de responsabilidades de proteção e defesa da saúde para garantir a segurança sanitária de produtos e serviços. Para se conseguir esse desiderato é imprescindível uma relação de cooperação técnica, operacional e financeira entre a Anvisa, Estados e municípios numa atuação de sinergia e complementaridade pactuada entre parceiros.

Uma das premissas básicas para a consolidação do processo de descentralização da vigilância sanitária é o financiamento das ações executadas por Estados e municípios e a abolição da relação convenial para o repasse de recursos. Em cumprimento desse preceito o repasse de recursos será feito mensalmente, de forma regular e automática, fundo a fundo. Isso permitirá maior aproximação e responsabilidade dos gestores com as ações inerentes a seu nível de competência e complexidade demandada, como se demonstra a seguir:

PAB/VISA

Referente ao incentivo às ações básicas de vigilância sanitária para municípios habilitados em alguma forma de gestão nos termos da NOB SUS 01/96, com a transferência direta e automática, fundo a fundo, de R$ 0,25/anual *per capita*.

Média e Alta Complexidade

Referente aos recursos destinados ao financiamento das ações de média e alta complexidade com transferência direta e automática fundo a fundo para Estados, o Distrito Federal e os municípios, a partir do somatório das seguintes parcelas: (I) R$ 0,15 per capita/ano e (II) distribuição dos recursos arrecadados, por fator gerador de receita, proporcional aos estabelecimentos sujeitos à vigilância sanitária em cada Estado. Para os Estados com baixa densidade populacional, foi definido um piso financeiro a título de estímulo à organização das ações de VISA, no valor de R$ 420 mil/ano.

A utilização desses recursos foi regulamentada pela Portaria 1.008 de 8 de setembro de 2000 e republicada em 2 de outubro de 2000. Eles serão utilizados para financiar ações a serem executadas pelos Estados e municípios, como inspeções sanitárias em indústrias de medicamento, alimentos, cosméticos, unidades hemoterápicas, clínicas de hemodiálise, distribuidoras de medicamentos e farmácias, além dos serviços de saúde em geral, como hospitais, clínicas odontológicas e laboratórios, inspeção em terrenos baldios, abatedouros, creches, rodoviárias, água para consumo humano etc.

Para se habilitar ao repasse desses recursos, os Estados deverão cumprir dois pré-requisitos: (I) apresentar um plano de ação sintético consubstanciado num Termo de Ajuste e Metas a ser assinado com a Anvisa e (II) obter aprovação da Comissão Intergestores Bipartite sobre esse Termo de Ajuste.

O Termo de Ajuste e Metas retrata a programação das ações a serem executadas no âmbito de cada Estado e estabelece compromissos quanto à organização da gestão em cada secretaria de saúde e quanto aos resultados finalísticos das ações de Visa, segundo parâmetros de cobertura definidos juntamente com Estados e municípios. Essa programação de responsabilidade do Estado e dos municípios deverá ser submetida à Bipartite, para análise da factibilidade do que foi acordado, à aprovação e posteriormente encaminhada à Anvisa.

A Portaria 1.008 também orienta quanto à descentralização das ações de Visa para os municípios. Para se habilitar a esses recursos os municípios deverão comprovar estar habilitado em uma das condições de gestão estabelecidas pelo Ministério da Saúde e comprovar capacidade técnica de execução das ações a serem descentralizadas. Os recursos correspondentes dessa pactuação também serão repassados fundo a fundo. Na impossibilidade operacional do fundo estadual fazer o repasse para o fundo municipal, o fundo nacional poderá, excepcionalmente, por deliberação da CIB, fazer esse repasse.

Entretanto, é natural presumir algumas dificuldades no exercício de apontar o que fazer, como fazer e quem vai fazer. Superar essas dificuldades é o desafio a ser enfrentado para que o processo de descentralização da vigilância sanitária possa se consolidar. Algumas diretrizes serão importantes e deverão orientar a gestão em cada unidade federada:

1. Inserção da vigilância sanitária como instrumento capaz de contribuir para a organização dos serviços, integrando-se ao modelo de atenção à saúde, capaz de eliminar riscos e de intervir para a superação de problemas sanitários existentes, considerando os princípios básicos do SUS (hierarquização, integralidade, descentralização, eqüidade, controle social);

2. Fortalecimento do princípio da descentralização das ações de vigilância sanitária no bojo das demais ações de saúde, como corolário indispensável para a efetivação de medidas, de cunho técnico, administrativo e político,

necessárias à organização e consolidação do sistema de vigilância sanitária como parte integrante do SUS;

3. Estímulo à municipalização, incentivando os municípios a assumir a gestão mais avançada do sistema e a incrementar a sua capacidade de cobertura de atuação, observando sempre o grau de complexidade das atividades sujeitas à vigilância sanitária existentes em seus territórios e as possibilidades reais de atender às demandas decorrentes;

4. Implementação do Sistema Nacional de Vigilância Sanitária por intermédio do desenvolvimento de ações pactuadas, inicialmente entre Estado e municípios para elaboração do planejamento estadual e, posteriormente, entre a Anvisa/Estados/municípios, respeitando as prioridades regionais/locais, minimizando a implantação de programas verticalizados.

Cartão SUS: Instrumento para um Novo Modelo de Gestão

A implantação do Cartão Nacional de Saúde, formalizado pela Norma Operacional Básica – NOB de 1996, deve contribuir para a organização da atenção à saúde a partir de dois eixos de grande importância para o SUS: a estruturação e a integração de sistemas de informação que permitam a identificação do usuário; e a possibilidade real de organizar a gestão a partir das necessidades da população e dos fluxos dos usuários no interior do sistema de saúde.

O sistema Cartão Nacional de Saúde propõe a estruturação da coleta de dados e informações em saúde por meio do número único de identificação do usuário do SUS e de uma rede de telecomunicações e equipamentos de informática que, segundo protocolos nacionais, possibilita o trânsito, o armazenamento e o acesso às informações geradas nas unidades assistenciais. Essa configuração do sistema coloca o Cartão como um poderoso instrumento para que os dirigentes da área de saúde, da unidade básica à esfera federal, fortaleçam suas condições para garantir a construção de um novo modelo de gestão, descentralizado em sua execução, mas nacionalmente integrado.

O cartão terá uma numeração nacional (baseada no número do PIS/PASEP), de modo a identificar o cidadão com o sistema local e, ao mesmo tempo, possibilitar a agregação de informações no âmbito federal e o acompanhamento do fluxo desse usuário no interior do SUS. Além dessas finalidades, espera-se que o cartão contribua para:

✓ Acompanhamento das referências, subsidiando a elaboração da Programação Pactuada e Integrada – PPI e os processos relativos às compensações financeiras e ao ressarcimento ao SUS dos procedimentos realizados nos pacientes associados a modalidades de saúde supletiva;

✓ Planejamento e priorização das ações de saúde e acompanhamento das políticas implementadas, por meio da mensuração da cobertura das atividades desenvolvidas e detecção de pontos de estrangulamento no sistema de saúde;

✓ Integração dos Sistemas de Informações de Base Nacional;

✓ Regulação do sistema de saúde e racionalização da utilização de recursos humanos, físicos e financeiros;

✓ Qualificação da atuação dos profissionais de saúde, por meio da vinculação dos usuários a uma unidade ou equipe de saúde, da disponibilização de informações clínicas dos atendimentos prestados aos pacientes a eles vinculados e de relatórios gerenciais que possibilitem a avaliação qualitativa dos procedimentos e prescrições realizados pela equipe de saúde.

O processo de implantação do Cartão Nacional de Saúde em curso abrange 44 municípios brasileiros, com cobertura de cerca de 13 milhões de usuários do SUS. O projeto tem financiamento do Banco Interamericano de Desenvolvimento – BID. O escopo do fornecimento das empresas contratadas, por meio de licitação internacional, abrange a implantação de estrutura de *hardware* no âmbito federal (com servidores localizados em Brasília e no Rio de Janeiro), no âmbito estadual (com servidores em todos os Estados brasileiros) e no âmbito dos 44 municípios do projeto piloto. Inclui ainda o desenvolvimento de software e a construção de uma rede de abrangência nacional.

O Sistema Cartão Nacional de Saúde é composto, portanto, de duas vertentes. De um lado, pela implementação de três cadastros específicos: um cadastro dos usuários do SUS, com a geração de um número único de identificação no âmbito nacional; um cadastro de unidades de saúde; e um cadastro de profissionais que executem procedimentos no sistema.

Numa outra vertente, prevê a implantação de um sistema de informação, com o desenvolvimento de aplicativos a ele vinculado e com o uso de equipamentos para leitura do cartão magnético.

A integração entre as bases cadastrais e o sistema de informação permitirá a vinculação entre cada usuário atendido no sistema de saúde, o procedimento realizado, o profissional responsável pelo atendimento e a unidade de saúde onde tal atendimento foi realizado. Outras informações foram ainda incorporadas ao software utilizado no atendimento, como o diagnóstico (dois campos), medicamentos prescritos (também com dois campos para informação), encaminhamento, deficiência funcional, dentre outros.

A utilização da base de dados derivada do sistema cartão deverá ter como finalidade única a gestão dos serviços de saúde pelas diferentes esferas de governo, não podendo, sob nenhuma hipótese, servir a fins comerciais ou outros que atentem contra os direitos constitucionais do cidadão e/ou a ética do profissional. Um importante mecanismo de segurança do sistema é derivado da possibilidade de identificação de todos os que acessaram e/ou modificaram qualquer informação contida nas bases de dados. É importante ressaltar ainda que, em nenhuma circunstância, o fato de o indivíduo possuir ou não o Cartão Nacional de Saúde poderá ser utilizado como forma de coação ou de obstáculo a seu acesso aos serviços de saúde.

Expansão do Sistema Cartão

A atual fase de implantação do projeto Cartão tem seu término estimado para meados de 2001 e o Ministério da Saúde discute, em conjunto com Estados e municípios, critérios para a expansão do projeto.

Para a inclusão de novos municípios e Estados estão sendo consideradas as diretrizes de regionalização da saúde, em discussão na Comissão Tripartite. Estão sendo ainda considerados componentes de expansão funcional, dentre eles a integração com centrais de regulação e o desenvolvimento de funcionalidades para as unidades de saúde.

Para viabilizar a expansão, os gestores do sistema de saúde já aprovaram proposta de cadastramento de toda a população brasileira. O cadastramento será de responsabilidade dos municípios, com suporte dos Estados; terá base domiciliar; será co-financiado pela União e gerará número de identificação para toda a população cadastrada. A expectativa é o cadastramento de cerca de 140 milhões de habitantes, incluindo a população já cadastrada na atual fase do projeto.

O SUS e os Hospitais 26

O atendimento hospitalar pelo SUS é oferecido aos brasileiros através das organizações públicas governamentais e pelas entidades privadas vinculadas ao sistema por meio de contratos e convênios.

O gerenciamento da assistência à saúde foi estabelecido pela Portaria Ministerial 896, de 29 de junho de 1990, que incumbiu o Inamps, à época, de implantar o Sistema de Informações Hospitalares do SUS (SIH-SUS) e o Sistema de Informações Ambulatoriais do SUS (SIA-SUS), posteriormente descentralizados para os municípios.

A justificativa para sua implantação foi a necessidade de estabelecer um sistema único de informações assistenciais, que permitisse adequado planejamento, controle e avaliação das ações de saúde, um sistema único de repasses financeiros que retribuísse, com os mesmos critérios, os serviços públicos contratados e conveniados, e a necessidade de se adotar métodos gerenciais modernos para a administração desses sistemas no país.

O SIH-SUS foi implantado pela Portaria MS/SNAS 16, de 8 de janeiro de 1991, bem como a tabela única de remuneração para assistência à saúde hospitalar. O SIH-SUS teve como base inicial o Sistema de Assistência Médico-Hospitalar da Previdência Social (SAMHPS) e seu instrumento de internação, a Autorização de Internação Hospitalar (AIH), que, com os valores de tabela específica, foi aplicado aos hospitais da rede pública, contratada e conveniada em todo o território nacional.

Com os avanços ocorridos com a implantação do SUS, especialmente em razão da descentralização político-administrativa na execução das ações e dos serviços de saúde, novos mecanismos operacionais foram sendo introduzidos no SIH-SUS e SIA-SUS por portarias e atos normativos. Essas mudanças foram feitas através de pactuação tripartite entre o Ministério da Saúde, Estados e municípios, consignadas nas Normas Operacionais

Básicas do SUS, em especial a NOB 01/93, a NOB 01/96 e recentemente a NOAS 01/2001.

O acesso universal às ações e aos serviços de saúde foi estendido a toda a população brasileira, a partir da Lei 8.080, de 19 de setembro de 1990, "que dispõe sobre as condições para promoção, proteção e recuperação da saúde, a organização e o funcionamento dos serviços correspondentes, regulando, em todo o território nacional, as ações e os serviços de saúde executados, isolada ou conjuntamente, em caráter permanente ou eventual, por pessoas naturais de direito público ou privado".

Nos últimos anos, fruto do processo de descentralização que recebeu a adesão de 98,98% dos municípios brasileiros, observa-se uma extensão de cobertura do SUS: a da população e a de serviços. Vários estudos têm comprovado essa extensão de cobertura, inclusive recente publicação do Ministério da Saúde, sobre as ações hospitalares no período de 1995 a 1999, apontando sempre a gestão municipal como marco desse processo.

1 – O Sistema e os Estabelecimentos de Saúde

1.1 – A Capacidade Operacional

O SUS compreende o conjunto de ações e serviços realizados, nos três níveis de governo, para atender às demandas sanitárias coletivas e individuais da população brasileira. No que se refere a serviços assistenciais, as atividades se dirigem a indivíduos ou a coletividades, sendo prestadas em estabelecimentos de atenção ambulatorial, hospitalar ou domiciliar. Essas atividades são realizadas pelo conjunto de estabelecimentos e serviços de saúde, públicos e privados, organizados segundo os princípios do SUS. Os estabelecimentos estão sob a gestão das secretarias estaduais e/ou municipais de saúde e têm a atribuição de atender a toda a população.

1.2 – Hospitais

A assistência hospitalar prestada à população se faz através de hospitais públicos, contratados, conveniados e cadastrados no SUS. A Ficha Cadastral de Estabelecimentos de Saúde, FCES, é o instrumento que permite aos gestores do SUS coletar os dados dos estabelecimentos de saúde do país. O número do Cadastro Nacional de Pessoa Jurídica – CNPJ – da Unidade Hospitalar é o código de acesso ao Sistema de Informações Hospitalares – SIH-SUS.

Os gestores realizam o cadastramento e a permanente atualização dos dados das FCES, onde estão incluídas as informações gerais sobre a capacidade operacional da entidade, seus leitos totais e aqueles disponibilizados ao sistema público.

O Gráfico 1 abaixo demonstra a expansão da rede hospitalar vinculada ao SUS no país entre 1995 e 1999.

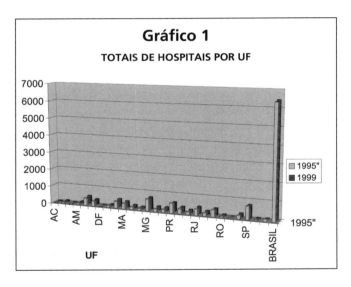

Verificou-se um discreto crescimento ao longo dos cinco anos analisados, 1%. Em alguns Estados (ES, MG, PR, RJ, RN, RS, RR, SP, SE E TO) o número de hospitais vinculados ao Sistema diminuiu. O Estado de Tocantins apresentou a maior redução no número de hospitais vinculados ao SUS (-35%). Os demais Estados aumentaram o número de hospitais, verificando-se as maiores variações positivas nos Estados do Pará (29%), Piauí (15%), Mato Grosso do Sul e Paraíba (11%).

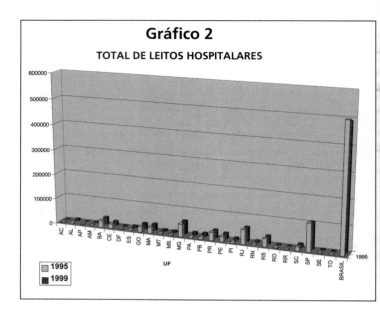

1.3 – Leitos Hospitalares

O Gráfico 2 acima apresenta o número total de leitos desses hospitais e sua evolução no período.

Observa-se uma pequena variação negativa no período, –3%, por causa da diminuição de leitos registrada nos Estados de Alagoas, Ceará, Espírito Santo, Mato Grosso, Paraná, Rio de Janeiro, Rio Grande do Norte, Rio Grande do Sul, Roraima, Santa Catarina, São Paulo, Sergipe e Tocantins. Este apresentou a maior variação negativa no número de leitos hospitalares no período, –21%.

Os demais Estados aumentaram o número de leitos totais, sendo os maiores aumentos os verificados no Pará (34%), no Amazonas (16%) e no Piauí (14%).

1.4 – Leitos por Habitante

A cobertura de leitos por 1.000 hab., considerando-se os leitos dos hospitais vinculados ao SUS, apontou um decréscimo de – 8% no período analisado.

Tabela 1

UF	1995	1999
AC	3,36	2,89
AL	2,80	2,68
AP	2,36	1,80
AM	1,70	1,77
BA	2,16	2,18
CE	2,62	2,38
DF	2,28	2,04
ES	2,67	2,39
GO	5,17	4,62
MA	4,72	4,57
MT	2,89	2,80
MS	2,98	3,13
MG	3,10	3,00
PA	1,56	1,93
PB	3,31	3,50
PR	3,84	3,22
PE	2,95	2,88
PI	2,63	2,97
RJ	4,45	4,02
RN	2,75	2,62
RS	3,53	3,14
RO	2,31	2,57
RR	3,10	2,78
SC	3,47	3,02
SP	3,37	2,94
SE	2,23	2,01
TO	3,72	2,62
BRASIL	3,24	2,99

Caiu de 3,24, em 1995, para 2,99, em 1999. Essa variação negativa é verificada na maioria dos Estados, sendo exceção algumas das regiões Norte, Nordeste e Centro-Oeste, onde houve expansão de cobertura, tais como Pará (24%), Piauí (15%), Rondônia (11%), Paraíba (6%), Amazonas (4%) e Bahia (1%).

Somente ficaram abaixo do parâmetro preconizado de 2,32 leitos/1.000 hab., em 1999, os Estados[1] da Bahia (2,18%), Distrito Federal (2,04%), Sergipe (2,01%), Pará (1,93%), Amapá (1,80%) e Amazonas (1,77%).

Já os Estados de Goiás, Maranhão e Rio de Janeiro apresentaram, em 1999, uma cobertura superior a 4 leitos/1.000 habitantes

1.5 – Leitos Vinculados aos SUS

Os hospitais brasileiros disponibilizam ao SUS um porcentual de seus leitos, reservando os demais para fazer frente a outros convênios ou ao atendimento direto ao paciente, relação essa maior ou menor conforme a vocação da entidade hospitalar de se dedicar mais ao sistema público ou ao privado.

Nesses hospitais, quando observados os leitos vinculados ao SUS, conforme o Gráfico 3 abaixo, verifica-se que não houve variação no número de leitos à disposição do SUS, no período analisado.

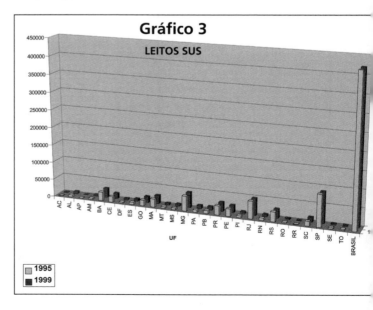

O maior aumento no número de leitos dedicados ao SUS, no período, é o verificado nos seguintes Estados: Pará (41%), Piauí (19%) e Amazonas (16%). A maior redução nos leitos vinculados aos SUS ocorreu em Tocantins (-17%), Rio Grande do Sul[2] e Roraima (-9%) e Rio de Janeiro (-5%).

O SUS contrata ou convenia no país 86% dos leitos desses hospitais. Verifica-se também que tais hospitais aumentaram em 3%, no período, a dedicação ao SUS, o que leva a concluir que a diminuição ocorrida no total de seus leitos situou-se na parcela direcionada a outros convênios.

O maior porcentual de aumento foi observado em Santa Catarina (14%) e Paraná (10%), enquanto a maior redução nos leitos vinculados ao SUS foi verificada no Rio Grande do Sul (-2%), Mato Grosso do Sul e Rio Grande do Norte (-1%).

Constata-se que 100% da capacidade operacional dos hospitais está à disposição dos usuários do SUS em Estados como Acre e Roraima, que é igual ou superior a 90% nos Estados do Amapá, Sergipe, Distrito Federal, Amazonas, Pernambuco, Maranhão, Rondônia, Tocantins, Rio Grande do Norte, Bahia, Ceará, Espírito Santo, Alagoas e Mato Grosso do Sul.

Comprometem para o SUS de 83% a 87% de sua capacidade os hospitais de São Paulo, Minas Gerais, Paraná, Pará, Rio de Janeiro e Santa Catarina. A menor dedicação ao Sistema[3], mesmo assim com porcentuais que variam de 75% a 79%, ocorre nos Estados de Goiás, Mato Grosso, Paraíba, Piauí e Rio Grande do Sul.

1.6 – Leitos SUS por Habitante

O Gráfico 4 (pág. 82) mostra a diferente oferta de leitos hospitalares cadastrados por habitante entre os Estados. Enquanto a média nacional é de 2,57 leitos por 1.000 habitantes, os Estados do PA, AM, AP, SE e DF apresentaram, em 1999, menos de 2 leitos/1.000 habitantes. Já nos Estados do MA, GO e RJ a oferta está acima de 3 leitos/1.000 habitantes.

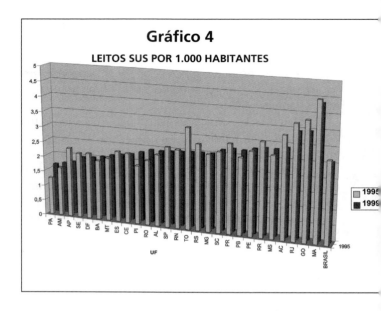

Nestes últimos Estados, os hospitais vêm reduzindo, gradativamente, o número de leitos para o SUS. O Maranhão, com 4,35 leitos por 1000 habitantes, é o único Estado que se encontra acima de 4 leitos/1.000 habitantes.

1.7 – Leitos de Unidade de Terapia Intensiva – UTI

Numa proporção de quatro leitos de UTI para cada 100 leitos hospitalares, a necessidade, no país para o SUS, equivaleria a 16.840 leitos de UTI, homogeneamente distribuídos entre adulto, infantil e neonatal. Apesar do aumento de 20% no número de leitos de UTI entre 1995 e 1999, o total desses leitos foi de 11.110.

Os Estados onde a oferta mais se ampliou foram TO, DF e AM. Diminuíram os leitos de UTI, apesar do já baixo número existente, nos Estados do RN e RR.

Se comparados os leitos de UTI aos leitos vinculados ao SUS, em 1999, estão acima do porcentual de 2,64%, média do Brasil, os Estados do RS, SP, PB, DF, GO, TO, AL e ES. O Estado do Rio Grande do Sul apresenta a taxa de leitos de UTI por leitos vinculados ao SUS de 5,54% e São

Paulo de 4,35%, sendo os únicos que se encontram na situação média esperada, o que não significa que estejam na situação ideal.

Os Estados que mais ampliaram a oferta de leitos de UTI para o SUS no período foram, na ordem, TO, DF, AM e MS.

Pela correlação do número de leitos de UTI pelo número de habitantes (Gráfico 5 abaixo), verifica-se uma cobertura de 6,78 leitos de UTI por 100.000 hab. no Brasil. Alguns Estados estão com cobertura acima de 10 leitos de UTI por 100.000 hab., como Rio Grande do Sul (13,82), Goiás (10,62), São Paulo (10,59) e Paraíba (10,16). Outros Estados encontram-se com uma reduzida cobertura, não chegando a 2 leitos/100.000 hab., tais como Rondônia, (0,54), Bahia (1,31) e Acre (1,89).

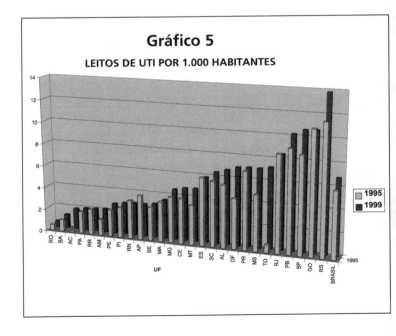

2 – Das Internações Hospitalares

2.1 – Taxa de Ocupação para o SUS

A taxa de ocupação dos leitos cadastrados para o SUS é visualizada no Gráfico 6 abaixo. Verifica-se que tal taxa diminuiu nos últimos anos em 11%. Enquanto no Brasil a taxa de ocupação para o Sistema foi de 48% no ano de 1999, constata-se que, em alguns Estados, esse porcentual ficou muito aquém. Pode-se levantar várias hipóteses para esse fato, desde o cadastramento de leitos em número superior às necessidades até ao fato de que haja um privilegiamento da ocupação desses leitos por convênios e/ou pacientes privados. É o caso dos Estados do Maranhão (24%), Roraima (33%) e Amazonas (36%).

Apresentam as maiores taxas de ocupação para o SUS, os Estados do Distrito Federal (74%), Mato Grosso, Paraná e São Paulo (54%) e Rio Grande do Sul (53%). As maiores variações positivas verificadas na evolução da taxa de ocupação para o SUS, no período analisado, ocorreram em Roraima (229%), Acre (49%) e Amapá (36%). Verifica-se variação negativa na taxa de ocupação principalmente nos Estados do Pará (-31%), Paraíba (-27%) e Maranhão (-23%).

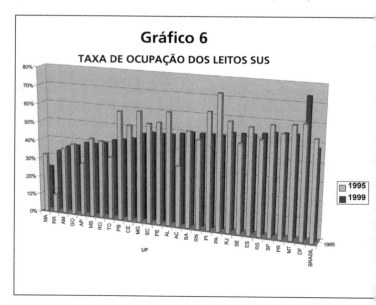

Apesar de em alguns Estados, os hospitais destinarem ao SUS elevado número de seus leitos, em porcentuais acima de 90% dos leitos totais, a taxa de ocupação dos mesmos para o sistema público é mais baixa que a verificada em hospitais de outros Estados que oferecem porcentual médio de 75% a 79% dos leitos, conforme a Tabela 2:

Tabela 2

ESTADO	LEITOS PARA O SUS	TAXA DE OCUPAÇÃO
Maranhão	95%	25%
Roraima	100%	33%
Amazonas	96%	36%
Piauí	78%	50%
Rio Grande do Sul	79%	535%
Mato Grosso	76%	54%

2.2 – Média de Permanência por AIH

A média de permanência por AIH praticada em 1999, 5,98 dias, apresentou variação negativa de – 4% no período de 1995 a 1999. Chama a atenção a média verificada no Rio de Janeiro, de 8,92 dias de permanência por internação, seguido de São Paulo com 7,15 dias. As menores médias de permanência hospitalar encontram-se nos Estados de Rondônia (3,64), Pará (3,65), Tocantins (4,32) e Bahia (4,43).

2.3 – Taxa de Mortalidade Hospitalar

A taxa de mortalidade hospitalar no Brasil, em 1999, ficou em 2,63%, tendo apresentado uma variação de (8%) nos últimos cinco anos. O Rio de Janeiro mostra uma taxa de 4,05%; São Paulo, de 3,61%; o Rio Grande do Sul, de 3,24%; Minas Gerais, de 3,15%; o Espírito Santo, de 2,69%; e Pernambuco, de 2,67%, todos acima da média nacional possivelmente ligada ao atendimento de casos mais complexos, que é uma característica desses Estados. As menores taxas de mortalidade hospitalar são as verificadas nos Estados do Maranhão (0,88%), Piauí (1,03%) e Tocantins (1,19%). Os demais Estados também situam-se abaixo da média nacional.

2.4 – Número de AIH Pagas

O Sistema Hospitalar do SUS movimenta, no Brasil, uma média mensal de 1 milhão de AIH's, estando entre as causas mais freqüentes de internações, em primeiro lugar as ligadas à gravidez, ao parto e ao puerpério, seguida das causas respiratórias, psiquiátricas, infecciosas e parasitárias, circulatórias e geniturinárias.

A série histórica das AIH pagas mostra que, de 1995 – quando a distribuição das AIH aos Estados se fazia pelo parâmetro de 10% da população/ano – para 1999, houve uma diminuição global de – 6%. Essa diminuição, gradualmente distribuída ao longo dos anos, foi motivada pelos novos parâmetros de cobertura de 9% da população/ano, que nortearam a distribuição das AIH a partir de 1995 (PT/MS/15/95), visando reduzir as desigualdades regionais e estaduais até então verificadas e privilegiar os cuidados preventivos e ambulatoriais em detrimento das hospitalizações.

Paralelamente à diminuição global nas internações houve aumento em alguns Estados das regiões Norte e Centro-Oeste, sendo verificado um maior volume em Roraima, de 6.954 AIH/ano em 1995 passou para 17.298 em 1999; Amapá, de 18.750 em 1995 para 23.393 em 1999; Acre, de 41.710 em 1995 para 48.331 em 1999; Distrito Federal, de 142.835 em 1995 para 158.214 em 1999; Pará, de 436.517 em 1995 para 486.384 em 1999; Sergipe, de 123.090 em 1995 para 136.353 em 1999; e Mato Grosso do Sul, de 153.897 em 1995 para 167.119 em 1999.

Os maiores porcentuais de redução nas AIH pagas ocorreram nos Estados do Maranhão (-16%), Rio de Janeiro, Paraíba e Alagoas (-13%), Minas Gerais e São Paulo (-12%) e Ceará e Espírito Santo (-11%).

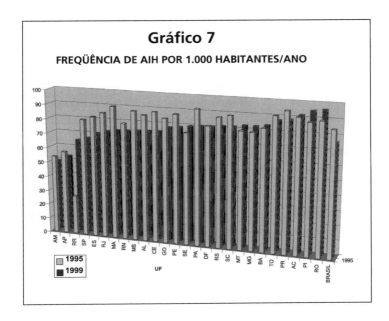

2.5 – AIH por Habitante

A freqüência de internações por 1.000 hab./ano no Brasil, conforme demonstrado no Gráfico 7 acima decaiu no período entre 1995 e 1999. De 85,19 em 1995, para 75,87 em 1999, com uma variação porcentual de –11,0%.

Apresentaram tendência inversa aos demais Estados, ou seja, aumentaram a freqüência de AIH de 1995 para 1999, os Estados de Roraima, Sergipe, Mato Grosso, Minas Gerais, Bahia, Piauí e Rondônia. Bastante abaixo da freqüência da média nacional encontram-se os Estados do Amazonas (49,29), Amapá (53,19), Roraima (64,81), e, apesar de apresentar a maior variação positiva no período (144%), São Paulo (66,82).

Mantêm-se ainda numa freqüência bastante superior à média nacional os Estados de Rondônia (95,91), Piauí (94,82), Acre (91,55) e Paraná (88,25).

3 – Das Internações de Alta Complexidade

Cada vez mais o Sistema Único de Saúde se solidifica como o "maior convênio", possibilitando à população brasileira, indistintamente, de forma universal, integral, gratuita e sem qualquer tipo de carência, acesso aos mais complexos e sofisticados recursos assistenciais e tecnológicos que visem o tratamento e a recuperação da saúde, na maior rede de hospitais do país, previamente avaliados e habilitados dentro das especialidades que compõem os Sistemas de Alta Complexidade do SUS.

Estima-se que 30% da população brasileira seja coberta pelo setor médico supletivo, formado por instituições seguradoras, de medicina de grupo e o privado puro, no que se refere à atenção secundária, sendo que o SUS se responsabiliza, hoje, pela cobertura de 95% da população em atenção primária, 70% na secundária e 90% na alta complexidade[4]. A busca pelos serviços de alta complexidade pela maioria da população, inclusive a vinculada a planos privados, ou a que efetua desembolso direto com serviços de saúde, está demonstrada pelos números das internações em alta complexidade apresentados a seguir.

3.1 – Número de AIH de Alta Complexidade

Para serem cadastrados nos Sistemas de Alta Complexidade, os hospitais são avaliados "in loco", previamente, pelos gestores municipais, estaduais e federal quanto ao cumprimento das normas para atendimento aos pacientes nas áreas de transplantes, oncologia, cardiologia, tratamento da epilepsia, malformação lábio-palatal, ortopedia, implante dentário ósteo-integrado, neurocirurgia, polissonografia, gastroplastia, Aids e deficiência auditiva.

A freqüência de AIH de alta complexidade está demonstrada na Tabela 3 (pág. 89), na qual pode ser visualizado o comportamento de cada Estado nessa área. O atendimento hospitalar em alta complexidade somou, em 1999, 296 mil AIH's, contra 144 mil AIH's em 1995.

Tabela 3 – Freqüência de AIH de Alta Complexidade

UF	1995	1999
AC	2	19
AL	1.896	2.200
AP	1	24
AM	379	2.467
BA	4.339	7.840
CE	3.031	10.475
DF	1.360	3.416
ES	1.899	3.627
GO	5.521	7.389
MA	868	1.508
MT	550	1.197
MS	1.350	3.177
MG	12.342	26.251
PA	1.179	3.233
PB	1.257	1.597
PR	10.922	24.553
PE	4.950	11.534
PI	2.510	4.786
RJ	12.232	20.664
RN	1.300	1.725
RS	13.478	30.912
RO	70	253
RR	2	1
SC	2.647	8.170
SP	59.491	118.666
SE	883	1.308
TO	34	409
BRASIL	**144.493**	**296.073**

Enquanto o número geral das AIH diminuiu no país em –6%, a busca pelos serviços de alta complexidade duplicou, mostrando uma variação de 104,9% no período. Todos os Estados brasileiros, com exceção de Roraima, apresentaram variação positiva no número de internações em alta complexidade. Os Estados que mais internaram em alta complexidade, ao longo dos cinco anos, mantendo um porcentual constante dessas internações sobre as demais foram São Paulo (40%), Rio Grande do Sul (10%), Minas Gerais (9%) e Paraná (8%).

Observaram-se as maiores variações no crescimento dessas internações nos Estados de Amapá (2.300%), Tocantins (1.103%), Acre (850%), Amazonas (551%) e Rondônia (261%), demonstrando uma qualificação dos recursos hospitalares na região Norte do país.

As variações no número de internações dessas especialidades, no Brasil, no período, foram transplantes (328%), deficiência craniofacial (187%), implante coclear (158%), deficiência auditiva (incluída após 1995), gastroplastia (incluída após 1995), neurocirurgia (incluída após 1995), polissonografia (incluída após 1995), oncologia (77%), tratamento para epilepsia (71%), ortopedia (46%), ósteo-integrado (31%), cardiologia (21,6%) e Aids (18%).

4 – Dos Gastos Hospitalares

4.1 – Gastos Totais com AIH

O SIH-SUS, idealizado como um sistema único de informações assistenciais e de repasses financeiros às unidades hospitalares prestadoras de serviço, tem, na Autorização de Internação Hospitalar (AIH), o documento hábil para identificar o paciente e todos os serviços prestados durante a internação. Fornece aos gestores informações necessárias ao planejamento, ao controle e para a avaliação dos serviços de saúde hospitalares.

É através desse documento que se habilitam a receber, pelos serviços prestados ao SUS, os seguintes grupos: Serviços Hospitalares (SH), Serviços Profissionais (SP) e os Serviços de Diagnose e Terapia (SADT).

Os dados do SIH-SUS, extraídos das 12 milhões de AIH/ano disponibilizadas à população brasileira, demonstram a evolução dos gastos com custeio hospitalar por UF, os quais sofreram variação positiva de 33% de 1995 para 1999 no Brasil. Todos os Estados apresentaram crescimento nos gastos com AIH. Esses gastos globais com a Assistência Hospitalar passaram de 3,5 bilhões de reais em 1995 para 4,7 bilhões em 1999.

Pode-se verificar a mais forte variação no crescimento do custeio global das atividades hospitalares em Estados da região Norte, como Roraima (309%), Amapá (95%), Acre (74%) e Tocantins (71%). Apresentam os menores índices de crescimento no gasto com as internações os Estados do Nordeste, como Paraíba (4%), Maranhão (7%) e Alagoas (16%).

Em 1999, os Estados de São Paulo (25,2%), Minas Gerais (10,4%), Rio Grande do Sul (8,2%), Paraná (7,6%) e Bahia (6,4%) somaram 57,8% dos gastos hospitalares da Federação. Registre-se que, juntos, somam 52,0% da população brasileira.

A recomposição das tabelas de remuneração do SUS efetuada nos últimos anos, aliada a aumentos específicos em neurocirurgia, UTI, oncologia, urgência e emergência, assistência ao parto e ao recém-nato, áreas eleitas como prioridades pelos três gestores, é responsável por essa variação positiva nos gastos com a assistência hospitalar, apesar da diminuição do número de internações.

4.2 – Gastos com AIH por UF e por Região

O gasto com internações por unidade federada (UF) e por região apresenta uma distribuição mais equitativa de recursos financeiros, uma vez que o maior crescimento nos valores empregados em internações se deu na região Norte, com uma variação de 58% no período compreendido entre 1995 e 1999. Seguem-se as regiões Sul, com 37% de variação; Centro-Oeste, com 32%; Sudeste, com 31%; e Nordeste, com 29%.

A região Sudeste foi responsável, em 1999, por 46% dos gastos hospitalares; a região Nordeste, por 24%; a Sul, por 19%; a Centro-Oeste, por 7%; e a Norte, por 5% desse custeio. O porcentual superior de gastos ocorrido com internações nas regiões Sul, Sudeste e Nordeste corresponde principalmente à maior densidade demográfica e à diferença de complexidade da rede hospitalar instalada nessas regiões, que acarreta maiores custos.

4.3 – Gasto Médio por AIH

O Gráfico 8 abaixo mostra o gasto médio por AIH que apresenta uma variação de 42%. O valor médio no Brasil passou de R$ 268,31, em 1995, para R$ 380,58, em 1999. Estão com gastos médios acima desse valor os Estados de São Paulo, Rio Grande do Sul, Paraná, Rio de Janeiro, Distrito Federal e Minas Gerais. Esses Estados concentram serviços de maior densidade tecnológica com maiores custos e com a maior rede universitária do país para a qual o Sistema acresce à tabela do SUS o FIDEPS (Fator de Incentivo de Desenvolvimento, Ensino e Pesquisa em Saúde). Tal fator de incentivo possibilita um acréscimo de até 75% no valor da AIH.

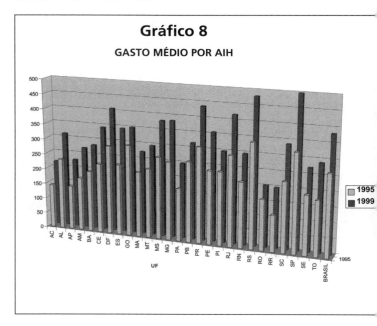

Gráfico 8
GASTO MÉDIO POR AIH

Já nos Estados de Roraima, Rondônia, Acre, Amapá e Pará o gasto médio por AIH está abaixo de R$ 250,00.

4.4 – Gastos *Per Capita* com AIH

Os gastos *per capita* no Brasil com o custeio da assistência hospitalar evoluíram de R$ 22,86, em 1995, para R$

28,87, em 1999, mais precisamente 26%, sendo os maiores aumentos os verificados nos Estados da região Norte.

As menores variações no valor *per capita* ficaram por conta dos Estados do Nordeste: Maranhão, Paraíba, Alagoas. Apesar da variação favorável, os menores gastos *per capita* com assistência hospitalar foram constatados, em 1999, nos Estados do Amapá (12,04), Roraima (12,86) e Amazonas (13,25).

Os maiores gastos *per capita* verificaram-se nos Estados do Rio Grande do Sul (38,90), do Paraná (38,51) e de São Paulo (33,26).

4.5 – Gastos por Leito/Ano

Os gastos por leito/ano subiram de R$ 8.477,00 em 1995, para R$ 11.244,00 em 1999, numa variação de 33%. Aumentaram em todos os Estados, com exceção da Paraíba, onde houve um pequeno decréscimo de –4%. As maiores variações positivas ocorreram em Roraima, Tocantins, Amapá, Acre e Sergipe. As menores variações foram verificadas nos Estados do Maranhão, do Piauí, de Alagoas e do Pará.

5 – Considerações Finais

Os números da Assistência Hospitalar no país nos últimos anos demonstram que, apesar dos desafios de longo prazo no equacionamento das questões do financiamento e do aprimoramento gerencial do setor, seguindo as diretrizes do Sistema Único de Saúde, descentralizando a gestão do sistema, possibilitando o acesso à população, de forma universal e integral, desde as mais básicas ações até os mais complexos procedimentos disponíveis nessa rede de serviços que compõe o SUS, compartilhando as decisões e prioridades é possível avançar no sentido da garantia de melhores condições de saúde da população.

Corrobora para essa afirmação o fato de que, depois de seis anos de iniciado o processo de descentralização da gestão, os seguintes aspectos são evidentes:

✓ O número de leitos destinados ao SUS encontra-se acima dos parâmetros preconizados e utilizados de 2,32/1.000 habitantes, na maioria dos Estados brasileiros;

✓ Os leitos dedicados ao SUS pelos prestadores de serviços públicos e privados atingem 86% da capacidade operacional desses estabelecimentos no país;

✓ O aumento de 20% nos leitos de UTI e a tendência de expansão, conseqüência da recomposição dos valores de tabela para esse recurso assistencial especializado;

✓ A diminuição de 12% no número de AIH de Psiquiatria e o expressivo aumento na freqüência de AIH em hospital-dia em psiquiatria, 163%, que se caracteriza como um recurso intermediário entre a internação e o ambulatório, reforçando a atual política de saúde mental de gradativa substituição do sistema hospitalocêntrico de cuidados às pessoas que padecem de sofrimento psíquico por uma rede integral, diversificada e ampliada de assistência sociosanitária em saúde mental, com ênfase no regime ambulatorial;

✓ A diminuição das internações de pacientes crônicos em 57%, demonstrando o acerto do incentivo a outras formas de atendimento a pacientes que necessitam de cuidados prolongados, propiciando um atendimento mais humanizado e próximo a seu ambiente familiar;

✓ A incorporação de novas tecnologias assistenciais substitutivas das internações hospitalares, levando à diminuição na freqüência das AIH e ao incentivo ao atendimento domiciliar, às cirurgias laparoscópicas e oftalmológicas ambulatoriais e ao regime de atendimento em hospital-dia para Aids, psiquiatria e pacientes crônicos;

✓ A redução na taxa de cesáreas realizadas pelo SUS. Partiu-se da taxa Brasil de 32,4%, em 1995, para 24,9%, em 1999, diminuindo sobremaneira os riscos quanto à morbimortalidade materna e fetal;

✓ O aumento nas internações e gastos relacionados aos sistemas de alta complexidade, que, devido ao acesso universal do SUS e à qualidade dos serviços, vêm sendo procurados por toda a população, inclusive a coberta por planos e seguros de saúde. Esses gastos relativos a planos e seguros de saúde vêm sendo ressarcidos ao SUS;

✓ A recomposição dos valores pagos aos prestadores de serviço, expresso pelo aumento no custeio hospitalar da ordem de 33%, apesar da diminuição da freqüência das internações;

✓ O pagamento em dia das contas hospitalares pelo SUS efetuado diretamente aos prestadores de serviço pelos gestores municipais habilitados, com repasses efetuados rigorosamente dentro de cronograma estabelecido;

✓ A distribuição mais equânime dos recursos do SUS representada pelo majoritário crescimento nos gastos hospitalares ocorrido na região Norte, que superou o gasto das demais regiões pela ampliação da oferta de serviços públicos à população.

Os números da assistência hospitalar no Brasil demonstram a grandiosidade do Sistema no país e a caminhada pela busca de seu aperfeiçoamento. Sabe-se que muito ainda há de ser feito na procura incessante da eqüidade e do equacionamento das questões econômicas e gerenciais, buscando principalmente a qualidade assistencial, a satisfação do usuário do Sistema e a racionalidade econômica dos gastos com a assistência hospitalar no país.

---

[1] A PT/MPAS 3.046/82 estipula o parâmetro de 2,32 leitos/1.000 hab.

[2] No Rio Grande do Sul, a diminuição de leitos está, prioritariamente, associada ao disposto na Lei Estadual 9.716/92, que trata sobre a reforma psiquiátrica no Estado.

[3] A PT/MS 1.695/94 reconhece como parceiros do SUS hospitais que lhe ofereçam mais de 70% de sua capacidade operacional.

[4] *Organização Pan-Americana de Saúde. O Perfil do Sistema de Serviços de Saúde. Brasil (1, diciembre, 1998).*

Financiamento da Saúde: A Emenda Constitucional 29/2000

A Constituição de 1988, num ato de equilíbrio e justiça, deliberou que o direito à saúde passaria a ser universal. Criou o Sistema Único de Saúde – SUS. Rapidamente sua arquitetura descentralizada (os municípios são os principais administradores), democratizada (o controle popular pelos conselhos de saúde), integral (promoção, prevenção, cura e reabilitação) e de execução mista (pública e privada) mostrou seu potencial e seu acerto.

No Estado de São Paulo, construímos a hierarquia completa das leis: a Constituição do Estado, o Código de Saúde (o primeiro do país), as leis ordinárias – lei da saúde dos trabalhadores, lei dos direitos dos usuários – e o novo Código Sanitário. Garantimos direitos e abrimos espaços para a participação da sociedade civil.

Nesta década de implantação do SUS, um bom trabalho está sendo feito, principalmente pelas prefeituras, para levar assistência à saúde aos mais distantes sertões, aos mais pobres recantos das periferias urbanas. Por outro lado, os técnicos em saúde pública há muito detectaram um ponto fraco do sistema: o baixo orçamento nacional de saúde (a soma dos orçamentos federal, estaduais e municipais). Outro problema: a heterogeneidade de gastos, prejudicando os Estados e os municípios que têm orçamentos mais generosos, pela migração de doentes de locais onde os orçamentos são mais restritos.

Assim, em 1993 o deputado federal Eduardo Jorge apresentou uma Emenda Constitucional (PEC 169/93) visando garantir financiamento maior e mais estável para o SUS, semelhante ao que a educação já tem há alguns anos. Proposta semelhante foi apresentada no Legislativo de São Paulo pelo deputado estadual Roberto Gouveia

(PEC 13/96).

Em 1995, o deputado federal Carlos Mosconi apresentou outra emenda com o mesmo objetivo. As propostas, unidas num substitutivo elaborado pelo deputado Ursicino Queiroz, foram finalmente aprovadas pelo Congresso em 13 de setembro de 2000. Agora é constitucional! É a Emenda 29/2000!

O Congresso, em 1988, criou o SUS e agora, doze anos depois, oferece novo instrumento legal para consolidar essa política pública nacional. E o país tem um motivo a mais para comemorar: é a primeira vez, desde a promulgação da Constituição democrática de 1988, que se aprova uma Emenda Constitucional originária de proposta de parlamentar da oposição.

Para Entender a Emenda Constitucional 29/2000
Eduardo Jorge e Roberto Gouveia*

A Emenda à Constituição Federal nº 29/2000 estabelece a participação orçamentária mínima obrigatória da União, Estados, municípios e Distrito Federal no financiamento das ações e dos serviços públicos de saúde. A seguir você confere orientações do secretário de Saúde do Município de São Paulo, Eduardo Jorge, e do deputado estadual Roberto Gouveia, para a aplicação da PEC.

Quais são, resumidamente, os ganhos que o Congresso proporciona ao país com essa emenda?

1. Ela dará condições para um novo ciclo de expansão do SUS, ao trazer mais recursos numa hora decisiva para sua consolidação. Calcula-se que passaremos dos atuais R$ 30 bilhões (federal, estadual, municipal) para cerca de R$ 40 bilhões em 2004. É um aumento moderado diante das necessidades, porém, não há dúvida da sua importância numa época em que os orçamentos sociais são esmagados pelas obrigações com as dívidas.

2. Permitirá uma previsibilidade de recursos. As autoridades sanitárias poderão, pela primeira vez, fazer um planejamento de gastos de pessoal, investimentos e programas, o que era impossível até hoje, dadas as variações bruscas orçamentárias de um ano para outro.

3. Acaba a "gangorra orçamentária". Quando um nível de governo aumentava, o outro diminuía. Por exemplo: subiam os gastos municipais e desciam os estaduais.

4. Acaba o motivo para a "exportação de pacientes". Prefeituras que investiam em saúde eram invadidas

---

*Eduardo Jorge é Médico Sanitarista, Deputado Federal e Secretário Municipal de Saúde de São Paulo.
*Roberto Gouveia é Médico Sanitarista e Deputado Estadual.

por ambulâncias de outros municípios, que prefeririam esse meio "prático e barato" para se livrar de suas obrigações com o SUS. Agora os gastos são obrigatoriamente mais homogêneos, abrindo o campo para o entendimento nos consórcios municipais regionais.

UNIÃO

O orçamento do ano anterior serve de base para um acréscimo correspondente à variação **nominal** do PIB – Produto Interno Bruto (inflação + aumento real do PIB), para se chegar ao orçamento do ano seguinte. Por exemplo, sendo o orçamento de 1999 de 20 bilhões, o orçamento de 2000 foi de 22 bilhões e o de 2001 será de, no mínimo, 24 bilhões.

ESTADOS

Começamos em 2000 destinando ao fundo estadual de saúde 7% de seus orçamentos, dos recursos próprios, crescendo progressivamente até 2004 para 12% da base de cálculo composta:

1. Da soma de suas receitas
✓ ICMS
✓ IPVA
✓ Imposto de transmissão *causa mortis* e de doação de bens e direitos
✓ Imposto de Renda incidente na fonte sobre rendimentos pagos, inclusive por suas autarquias e fundações
✓ Transferência do Fundo de Participação dos Estados – FPE
✓ Transferência de 10% do IPI sobre exportações

2. Dedução das transferências entregues aos municípios
✓ 50% do IPVA
✓ 25% do ICMS
✓ 25% do IPI sobre exportações recebido da União

MUNICÍPIOS

Os municípios partem, também, de 7% em 2000 e chegam em 2004 a 15% da soma das seguintes receitas:

- ✓ ISS
- ✓ IPTU
- ✓ Imposto de transmissão intervivos
- ✓ Imposto de Renda incidente na fonte sobre rendimentos pagos, inclusive por suas autarquias e fundações
- ✓ Transferência do Fundo de Participação dos Municípios – FPM
- ✓ Transferência do ITR
- ✓ Transferência do IPI sobre exportações
- ✓ Transferência do ICMS
- ✓ Transferência do IPVA

OBSERVAÇÕES

Para a correta aplicação da Emenda Constitucional 29/2000 é importante considerar os seguintes pontos :

1. Os porcentuais de vinculação mencionados são valores mínimos que deverão ser aplicados até 2004. Para os que aplicam recursos abaixo desses porcentuais, a emenda prevê o ajuste progressivo ao longo de cinco anos. Os Estados e os municípios que apresentarem dotações orçamentárias destinadas a ações e serviços de saúde em valor inferior a 7%, para o ano 2000, deverão suplementá-las em tempo hábil.

2. As transferências voluntárias da União para os Estados e municípios e dos Estados para os municípios, nas quais se incluem os recursos do SUS, não integram a base de cálculo sobre a qual incide o porcentual mínimo de aplicação de recursos na saúde.

3. Os recursos destinados às ações e aos serviços de saúde deverão ser aplicados por meio de fundos de saúde.

4. Para aferir o quanto o Estado ou o município está aplicando em ações e serviços públicos de saúde não devem entrar no cômputo as despesas com:

   - ✓ Dívida pública;
   - ✓ Inativos e pensionistas;
   - ✓ Serviços de limpeza urbana ou rural e tratamento de resíduos sólidos;
   - ✓ Ações de saneamento financiadas com tarifas, taxas ou contribuições cobradas dos usuários;

✓ Assistência médica e odontológica a servidores;
✓ Ações financiadas com transferências voluntárias recebidas da União ou do Estado (SUS, saneamento e outros).

OUTRAS CONSIDERAÇÕES

1. A não-aplicação do mínimo exigido em ações e serviços públicos de saúde autoriza a União a intervir nos Estados e estes em seus municípios.
2. A União e os Estados podem condicionar a entrega de recursos relativos às transferências constitucionais não apenas ao pagamento de seus créditos, mas também à aplicação mínima de recursos em ações e serviços públicos de saúde.
3. O IPTU poderá ter alíquotas diferenciadas conforme a localização e o uso do imóvel, bem como ser progressivo em função do seu valor (essa autorização da Emenda, além de expressar o princípio da justiça fiscal, permite o aumento da receita do município para custear eventual acréscimo dos gastos em saúde).
4. O não-cumprimento dos porcentuais mínimos poderá gerar processos que deixarão inelegíveis as autoridades responsáveis.
5. A fiscalização da aplicação da Emenda Constitucional da Saúde é obrigação dos Conselhos de Saúde, das Assembléias Legislativas, das Câmaras Municipais, dos Tribunais de Contas e do Ministério Público.

Sugestão de porcentuais para aplicação por Estados e municípios que apliquem o mínimo de 7% ou porcentual inferior:

Ano	Estados	Municípios
2000	7%	7%
2001	8%	8,6%
2002	9%	10,2%
2003	10%	11,8%
2004	12%	15%

Política de Medicamentos Genéricos 28

Estratégia para Consolidação da
Política Nacional de Medicamentos

Profª Drª Sílvia Storpirtis e Vera R. N. Valente*

A Política Nacional de Medicamentos, estabelecida pela Portaria GM nº 3.916/98, é parte essencial da Política Nacional de Saúde e constitui um elemento fundamental para a implementação de ações capazes de promover melhoria das condições de assistência à saúde da população.

Para assegurar o acesso a medicamentos seguros, eficazes e de boa qualidade, pelo menor custo possível, foram traçadas algumas diretrizes. Dentre elas, destaca-se a "Promoção do uso racional de medicamentos", com enfoque na importância da adoção de medicamentos genéricos no Brasil, o que envolve produção, comercialização, prescrição e uso.

Por esse motivo, a consolidação do mercado de medicamentos genéricos no Brasil representa importante estratégia governamental, uma vez que significará maior acesso da população aos medicamentos. Isso é possível porque o medicamento genérico, cópia fiel do medicamento de referência ou inovador, com intercambialidade comprovada, é expressivamente mais barato que este (em média, 40% mais barato, chegando a mais de 100%).

---

*Profª Drª Sílvia Storpirtis é Consultora-Técnica/Gerente de Avaliação de Ensaios de Bioequivalência de Medicamentos Genéricos da GGMEG/Anvisa-MS; Livre-Docente da Faculdade de Ciências Farmacêuticas da USP; Diretora-Técnica da Divisão de Farmácia e Laboratório Clínico do Hospital Universitário da USP.

*Vera R. N. Valente é Gerente-Geral de Medicamentos Genéricos/Anvisa-MS.

A grande diferença de preço deve-se, principalmente, a dois motivos: o genérico é cópia de medicamento inovador, logo, não há investimento em P&D; da mesma forma, não há investimento em propaganda de marca individual, pois o genérico é comercializado com o nome do sal (DCB/DCI).

A garantia da qualidade dos medicamentos genéricos no Brasil é assegurada pela Agência Nacional de Vigilância Sanitária (Anvisa). Sobre esse tema, merecem destaque os seguintes pontos:

- A legislação brasileira que regulamenta o registro de medicamentos genéricos é muito semelhante à legislação dos Estados Unidos e do Canadá, países que possuem uma política de genéricos consolidada e bem-sucedida;

- A exigência da realização dos testes de equivalência farmacêutica e bioequivalência garante a intercambialidade entre o genérico e o referência; conseqüentemente, asseguram a mesma eficácia terapêutica, conforme será explicado a seguir, detalhadamente;

- Os testes mencionados no item anterior devem ser realizados em centros habilitados e fiscalizados pela Anvisa;

- Para registro de um medicamento como genérico, é pré-requisito a inspeção da indústria responsável, especificamente da linha de produção do medicamento objeto do pedido, para emissão de Certificado de Boas Práticas de Fabricação e Controle (CBPF). Só após a publicação desse certificado no *Diário Oficial da União*, o registro de genérico é concedido;

- A fiscalização pós-registro, programa de monitoramento da qualidade de todos os genéricos em comercialização, coordenado pela Anvisa e pelo INCQS (Instituto Nacional de Controle da Qualidade em Saúde). São recolhidas amostras do genérico e do referência aleatoriamente, em farmácias ou distribuidoras, e realizada a análise do genérico e a equivalência farmacêutica entre ele e o referência. Esse programa iniciou-se em 2000, e todos os genéricos analisados tiveram laudo satisfatório.

Confiabilidade dos Medicamentos Genéricos: o Papel da Bioequivalência

O medicamento genérico é intercambiável com seu medicamento de referência (corresponde, em geral, ao inovador), ou seja, pode substituí-lo com a garantia do mesmo efeito terapêutico. Tal fato baseia-se no princípio da **equivalência terapêutica**, isto é, na comprovação de que ambos apresentam a mesma eficácia clínica e o mesmo potencial para originar efeitos adversos.

No caso do medicamento inovador, a obtenção do registro para comercialização é precedida de cerca de sete a dez anos de pesquisa e desenvolvimento, com a realização de ensaios pré-clínicos e clínicos e o estabelecimento da relação entre a eficácia terapêutica, a segurança e a biodisponibilidade.

Como o medicamento genérico não é uma inovação, ou seja, corresponde a uma cópia segurada de seu medicamento de referência, não é necessário repetir os ensaios pré-clínicos e clínicos, demorados e onerosos, desde que seu processo de registro contemple os seguintes aspectos:

1. Comprovação da equivalência farmacêutica entre o genérico e o referência, ou seja, ambos devem conter o mesmo fármaco (mesmo sal, base ou éter, por exemplo), além de mesma dosagem e forma farmacêutica;

2. Comprovação da bioequivalência, isto é, de que ambos apresentam a mesma biodisponibilidade;

3. Constatação de que a empresa produtora do genérico possui o Certificado de Boas Práticas de Fabricação e Controle específico para aquela linha de produção.

Nesse contexto, torna-se fundamental que os ensaios de equivalência farmacêutica e de bioequivalência sejam realizados por centros prestadores de serviço, devidamente habilitados pela Anvisa, segundo os critérios estabelecidos pela Resolução RDC 10, de 15/1/2001, que regulamenta o registro, controle de qualidade, prescrição e dispensação de medicamentos genéricos no Brasil.

Cabe ressaltar que tal regulamento foi elaborado por especialistas brasileiros e revisado por consultor da Universidade de Texas, tendo como base as normas vigentes nos Estados Unidos, no Canadá e nos países membros da Comunidade Européia.

A Importância do Teste da Bioequivalência

Dois medicamentos são considerados bioequivalentes quando, ao serem administrados a diferentes pacientes saudáveis, na mesma forma farmacêutica, na mesma dose e nas mesmas condições experimentais, não se constatam diferenças estatisticamente significativas na quantidade de fármaco absorvida e na velocidade do processo de absorção.

Em outros termos, diz-se que a bioequivalência entre dois medicamentos corresponde à comprovação de que ambos apresentam a mesma biodisponibilidade, medida por meio dos seguintes parâmetros farmacocinéticos:

1. Área sob a curva de concentração plasmática versus tempo (ASC), que reflete a quantidade absorvida do fármaco;

2. Concentração plasmática máxima do fármaco atingida após a administração da dose (Cmáx), que representa a velocidade do processo de absorção.

Em termos práticos, a execução do teste de bioequivalência substitui, no caso do medicamento genérico, a realização dos ensaios clínicos, uma vez que, ao apresentar a mesma biodisponibilidade do medicamento inovador, aceita-se como fato cientificamente comprovado que estão asseguradas, para o genérico, a mesma eficácia clínica e a mesma segurança em relação ao inovador.

Desse modo, o planejamento e a execução do teste de bioequivalência devem garantir a confiabilidade dos resultados obtidos com a observância dos seguintes itens:

1. Elaborar protocolo de ensaio que contemple as fases clínica, analítica e estatística, conforme descrito na Resolução RDC 10, de 15/1/2001, da Anvisa;

2. Submeter o protocolo ao Comitê de Ética em Pesquisa (CEP) local, credenciado pelo Comitê Nacional de Ética em Pesquisa (Conep) do Conselho Nacional de Saúde (CNS-MS);
3. Seguir as Boas Práticas de Clínica (BPC) e as Boas Práticas de Laboratório (BPL) na execução do teste.

Características Fundamentais do Teste de Bioequivalência

O objetivo fundamental do teste de bioequivalência é determinar se o medicamento genérico apresenta a mesma biodisponibilidade do medicamento de referência, o que, indiretamente, estará indicando que ambos terão a mesma eficácia clínica e o mesmo potencial de gerar efeitos adversos após a administração. Para tanto, na grande maioria dos casos, basta administrar uma dose dos medicamentos aos voluntários sadios, participantes do ensaio, para a determinação dos parâmetros da biodisponibilidade, ASC e Cmax (definidos anteriormente), calculados a partir das curvas de concentração plasmática do fármaco versus tempo. Tal fato garante que a maioria dos testes de bioequivalência seja considerada de risco mínimo aos participantes.

A seleção dos voluntários sadios deve ser criteriosa, respeitando-se os aspectos éticos da pesquisa que envolve seres humanos. Os voluntários devem ser submetidos a exames físicos e laboratoriais que comprovem sua condição de saúde, seguindo-se os critérios de inclusão e exclusão previamente estabelecidos. Os participantes do teste devem ser amplamente esclarecidos sobre todos os detalhes dos procedimentos e efeitos indesejados que possam ocorrer. Finalmente, devem dar seu consentimento de participação por escrito.

É recomendável que o centro realizador do teste efetue ensaio piloto com número reduzido de voluntários (três, por exemplo) para verificar se todos os procedimentos estão de acordo com o planejado e se o método analítico, previamente validado, atende aos critérios estabelecidos.

Para a grande maioria dos casos, efetua-se um ensaio cruzado, geralmente com o mínimo de 24 voluntários sadios, em duas fases. Na primeira fase, a metade do grupo recebe o medicamente de referência, enquanto a outra metade recebe o produto teste (genérico). Efetuam-se as coletas de líquido biológico (geralmente sangue), nos tempos predeterminados, e se adota um período de *wash-out*, suficiente para garantir que todo o fármaco proveniente da dose administrada tenha sido eliminado (tempo correspondente a, no mínimo, sete meias-vidas de eliminação do fármaco). Inicia-se, então, a segunda fase, com repetição do procedimento anterior, invertendo-se os grupos. Tal fato minimiza a variabilidade inerente ao emprego de voluntários sadios, uma vez que o mesmo indivíduo receberá os dois medicamentos.

A etapa clínica é de responsabilidade de um profissional médico, que deve estar presente durante sua realização e seguir, rigorosamente, as BPC.

A etapa analítica deve seguir as BPL e dar subsídios para a construção adequada das curvas de concentração plasmática do fármaco em função dos tempos de coleta para o cálculo dos parâmetros farmacocinéticos pertinentes e para a etapa de análise estatística dos resultados obtidos.

Convém, ainda, ressaltar que o teste de bioequivalência requer equipe multidisciplinar, de que participem profissionais médicos, farmacêuticos, enfermeiros e estatísticos, entre outros, cuja responsabilidade final é a elaboração de relatório técnico, completo, sobre o ensaio, segundo os critérios estabelecidos pela Resolução RDC 10, já citada.

O relatório será avaliado por equipe de especialistas em bioequivalência da Gerência Geral de Medicamentos Genéricos da Anvisa, para fim de registro do medicamento genérico em análise.

Os centros prestadores de serviço em equivalência farmacêutica e em bioequivalência são avaliados, periodicamente, por equipes especialmente treinadas, lotadas na Gerência Geral de Laboratórios de Saúde Pública e na Gerência Geral de Inspeção da Anvisa.

Bibliografia

Ministére de La Santé Et Des Services Sociaux. *A Reform Centred on The Citizen*. Quebec City, 1990.

Ministére de La Santé Et Des Services Sociaux. *La Política de La Salud y Del Bien Estar*. Quebec, Mimeo, 2ª edição, 1994.

Mendes EV. *Uma Agenda para a Saúde*. Hucitec, São Paulo, 1996.

Castellanos P L. *Sistemas Nacionales de Vigilância de La Situacion de Salud Segun Condiciones de Vida Y El Impacto de Las Acciones de Salud y Bienestar*. O PS/OMS, Mimeo, Washington.

Schraiber LB. (ORG). *Programação em Saúde Hoje*. Hucitec, São Paulo, 1990.

Souza M de FM e Kalichman AO. *Vigilância à Saúde: Epidemiologia, Serviços e Qualidade de Vida*. Cadernos Cefor, Série Textos, São Paulo, 1992.

Mendes EV. *Uma Agenda para a Saúde*. Hucitec, São Paulo, 1996.

Fundação IBGE. *Contagem da População do Brasil,1996*. Rio de Janeiro, 1997.

Organização Pan-Americana de Saúde – OPAS/OMS. *A Saúde no Brasil*. Brasília, novembro de 1998.

Organização Pan-Americana de Saúde – OPAS/OMS. *O Perfil do Sistema de Serviços de Saúde*. Brasil, 1º diciembre, 1998.

Organização Pan-Americana de Saúde – OPAS/OMS. *O Sistema de Serviços de Saúde no Brasil: Situação Atual e Perspectivas*. Brasil, novembro de 1998.

Ministério da Saúde. Assistência Hospitalar no SUS, 1995 a 1999. Brasília, outubro de 2000.

Suplemento – Questões Relacionadas ao SUS

Luiz Antonio Nunes
Associação Paulista de Medicina

1. Constituição Federal do Brasil (1988) — Disposições Gerais — Quais direitos são assegurados aos cidadãos relativamente à saúde, à previdência e à assistência social — art. 194, 195, 196, 197, 198, 199, 200, 201, 202, 203 e 204 da Constituição Federal?

2. Constituição do Estado de São Paulo (1989) — Quais são as ações de competência do Estado relativamente à saúde e à promoção social — art. 218, 219, 220, 221, 222, 223, 224, 225, 226, 227, 228, 229, 230, 231, 232, 233, 234, 235 e 236 da Constituição Estadual?

3. SUS — Disposições Gerais — Quais os deveres do Estado na formulação e execução das políticas econômicas e sociais a fim de garantir a saúde? Quais os fatores determinantes e condicionantes de saúde que devem sofrer intervenção do Estado?

4. SUS — Quais são os seus objetivos e atribuições? Qual o campo de atuação do SUS?

5. SUS — Quais são os princípios e as diretrizes que devem nortear as ações e os serviços públicos de saúde e também os serviços privados ou conveniados que integram o Sistema Único de Saúde?

6. SUS — Como serão organizados os serviços e as ações de saúde executados pelo SUS? Que órgão deve assumir a direção do SUS?

7. SUS — Quais as competências e atribuições, no âmbito administrativo, são de competência da União? Do Estado? E do Município?

8. SUS — Subsistema de Atenção à Saúde Indígena — Que características particulares apresentam as ações e os serviços de saúde desenvolvidos por este subsistema?

9. SUS — Como podem os sistemas privados de assistência à saúde participar do SUS? Que princípios e normas regem o seu funcionamento? Quais entidades do setor privado devem ter prioridade nesta participação?

10. SUS — Quais princípios devem nortear a política de recursos humanos a ser executada na área da saúde?

11. SUS — Quais as esferas de governo que serão responsáveis pelo fornecimento de recursos para o SUS? Que outras fontes poderão gerar recursos?

12. SUS — Gestão financeira. Onde deverão ser depositados os recursos financeiros do SUS? Quem deverá fiscalizar a sua movimentação? Quais critérios serão utilizados para estabelecimento dos valores a serem transferidos?

13. SUS — Como se dá o processo de planejamento e orçamento do SUS? Em que situações se permitirá a transferência de recursos para financiamento de ações não previstas no plano de saúde?

14. SUS — Como se dá o processo de participação da comunidade na gestão do SUS — Lei nº 8.142 de 28/12/1990?

15. SUS — Como se fazem as transferências intergovernamentais de recursos financeiros?

16. De que se compõe a pirâmide do sistema de saúde? O que diferencia os diferentes níveis? Como se estabelece a organização hierarquizada e quais suas vantagens?

17. O que são considerados fatores determinantes e condicionantes da saúde? Como atuar nestes diversos fatores? Como avaliar a eficácia das medidas adotadas?

18. Quais são as atribuições do poder público federal no programa de saúde?

19. Quais são as atribuições do poder público estadual no programa de saúde?

20. Quais são as atribuições do poder público municipal no programa de saúde?

21. O que se entende por vigilância sanitária? Como exercê-la? A quem cabe o papel de executá-la?

22. O que se entende por vigilância epidemiológica? Como exercê-la? A quem cabe executá-la?

23. Que ações devem ser desenvolvidas nos serviços que cuidam da saúde do trabalhador? Que medidas e por quem devem ser propostas medidas visando à proteção da saúde do trabalhador?

24. A quem cabe a administração de recursos orçamentários e financeiros destinados à saúde? Como deve ela ser efetuada?

25. A quem compete a elaboração da proposta orçamentária anual? Quais princípios regem sua execução? Competências dos diversos níveis de governo?

26. SIA-SUS — sistema de informações ambulatoriais do SUS. Quais são suas características? Que avaliações ele permite tirar?

27. Quais são as diferenças entre gestão e gerência de um sistema de saúde?

28. Como pode ser efetuada a gestão do sistema de saúde em nível municipal?

29. Como pode ser efetuada a gestão do sistema de saúde em nível estadual?

30. Como praticar a vigilância da saúde? Quais as operações envolvidas na sua execução? Quantos são os níveis de controle?

31. O que se entende por "território", "problemas" e intersetorialidade na prática sanitária da vigilância sanitária?

32. Como executar a produção social da saúde?

33. Quais são os objetivos e princípios que orientam a implantação de um sistema municipal público de saúde?

34. Sobre o quê dispõe a Lei Federal nº 8.080 de 19 de setembro de 1988?

35. O que preceitua a Lei Federal nº 8.142 de 28 de dezembro de 1990?

36. Que objetivos são buscados nas normas operacionais básicas?

37. Quais avanços importantes estão contidos na Norma Operacional Básica 01/91?

38. Quais procedimentos e instrumentos operacionais foram definidos na Norma Operacional Básica 01/93?

39. A Norma Operacional Básica 01/96 representou um grande avanço no processo da municipalização. Como o Sistema Único se beneficiou com esta norma?

40. Que razões levaram a editar a Norma Operacional da Assistência — NOAS 01/2001? Quais suas grandes inovações?

41. Quais são os fóruns de negociação e deliberação no processo de descentralização?

42. O que significa Comissão Intergestores Tripartite (CIT)? Quais seus participantes? Que negociações devem ser pactuadas a este nível?

43. O que significa Comissão Intergestores Bipartite (CIB)? Como é composta? Que negociações são pactuadas na CIB?

44. Quais são os instrumentos utilizados no planejamento de saúde?

45. Plano municipal de saúde — O que deve constar deste instrumento?
46. Relatório de Gestão — Quais seus objetivos?
47. Quais são os instrumentos utilizados no controle da produção de serviços de saúde e do seu faturamento?
48. Como avaliar o impacto das ações desenvolvidas sobre a situação de saúde das populações?
49. Cenepi — Centro Nacional de Epidemiologia — O que é? Quais suas funções?
50. Datasus — Departamento de Informática do SUS. O que é? Qual sua missão?
51. SIM — Sistema de Informações sobre Mortalidade — O que é? Qual sua função? Como acessá-lo?
52. Sinan — Sistema de Informações sobre Agravos Notificáveis. O que é? Quais os agravos à saúde que devem ser notificados?
53. Sinasc — Sistema de Informações sobre Nascidos Vivos. Quais seus objetivos? Como é construído? Quais seus benefícios?
54. SIH-SUS — Sistema de Informações Ambulatoriais do SUS. O que significa? Que informes são obtidos através deste instrumento?
55. SIAB — Sistema de Informações sobre Atenção Básica — Quais suas características? Que informações permite obter?
56. SI-PNI — Sistema de Informações do Programa Nacional de Imunizações — Quais são seus objetivos? O que se pretende obter com a sua implantação?
57. Sisvan — Sistema de Informação sobre Vigilância Alimentar e Nutricional — Qual a sua proposta? O que se espera alcançar a partir de suas informações?
58. Siclom — Sistema de Controle Logístico de Medicamentos — Quais os pacientes que devem ser

cadastrados neste sistema? Quais unidades de saúde podem identificar estes pacientes?

59. Sigab — Sistema de Gerenciamento de Unidade Ambulatorial Básica — Quais dados são coletados através dele?

60. Hospub — Sistema Integrado de Informatização de Ambiente Hospitalar — A que se destina este sistema? Quais saídas são geradas a partir deste sistema?

61. Censo — Levantamento decenal de dados populacionais e indicadores sociais — Que variáveis são pesquisadas através do censo?

62. Situação de saúde do Município — Quais são os indicadores e seus respectivos sistemas de informação utilizados para informar a situação de saúde de um Município?

63. Como se avaliam os resultados do processo de gestão de um sistema municipal de saúde?

64. Atenção básica de saúde — Quais são as características da atenção básica? Quais os princípios que devem ser seguidos na sua organização? Que grau de resolutividade se espera de uma unidade básica de saúde eficiente? Quais são os requisitos mínimos exigidos do médico prestador de atenção primária?

65. PAB/Visa — Como o município se habilita a este incentivo?

66. Programa de Saúde da Família (PSF) — Quais os princípios organizativos do PSF? Que etapas devem ser seguidas na implantação do PSF? Qual o número ideal de famílias que devem ser atribuídas a cada equipe de saúde da família? Qual deve ser a composição de uma equipe nuclear de saúde da família?

67. Programa de Agentes Comunitários de Saúde (PACS) — Quais atividades devem ser desenvolvidas pelos PACS? Qual o número ideal de famílias que podem ser acompanhadas por um ACS?

68. Cartão SUS — O que é/Quais suas finalidades?

69. Financiamento — Como se calcula o montante mínimo de recursos a ser destinado à saúde pelo Governo Federal? Como se calcula o montante mínimo de recursos destinado ao Fundo Estadual de Saúde? Quais os porcentuais mínimos que deverão ser aplicados pelo Governo Municipal à área de saúde e sobre quais receitas são eles calculados?

70. SUS e os hospitais — Qual o porcentual mínimo dos leitos operacionais de um hospital deve ser oferecido para o SUS para que uma entidade se torne parceira? Como se calcula o número ideal de leitos por habitantes?

71. AIH's pagas — Que vantagens ou benefícios se tiram ao se analisar o número de AIH's pagas? Quais são as causas mais freqüentes de internações no Brasil?

72. Gastos hospitalares do SUS — Como se coletam os dados dos estabelecimentos de saúde que prestam assistência ao SUS? Qual o código de acesso ao Sistema de Informações Hospitalares?

73. Leitos hospitalares SUS — Qual a porcentagem aproximada de leitos próprios e de leitos contratados do SUS em todo o País? Quais Estados apresentam déficit maior de leitos SUS/habitantes?

74. Emenda Constitucional 29/2000. O que é? O que representa? Quais as principais mudanças introduzidas no sistema de financiamento nos três níveis de governo?

75. Medicamentos genéricos — O que são? Qual a diferença com medicamentos similares? Quais são os requisitos para registro de um medicamento genérico?

76. Teste de bioequivalência — O que é? Qual a sua importância?

77. Política de sangue e derivados — Quais são as competências na sua formulação e na sua execução?

78. Conselhos Estadual e Municipal de Saúde — Quais são as competências dos conselhos de saúde? Como se organiza um conselho de saúde? Qual deve ser obrigatoriamente a composição destes conselhos? Como se exercita a representatividade nos mesmos? Qual o caráter das decisões dos conselhos? Quais decisões necessitam de homologação e por quem?

79. Gestão plena da atenção básica — Quais são as responsabilidades do Município ao assumir esta forma de gestão? Quais requisitos são exigidos? Quais as prerrogativas neste tipo de gestão?

80. Gestão plena do sistema municipal — Quais as responsabilidades assume o município ao adotar este modelo de gestão? Quais os requisitos exigidos? Que prerrogativas são concedidas?

81. Gestão avançada do sistema estadual — Quais as responsabilidades, os requisitos relativos a este modelo de gestão e as prerrogativas que favorecem o seu desempenho?

82. Gestão plena do sistema estadual — Quais as responsabilidades e os requisitos específicos e as prerrogativas desta modalidade de gestão?

83. Conferência de saúde — Qual a freqüência de sua realização? Qual a representatividade nesta e quais seus objetivos? Quem deve convocá-la?

Departamento de Medicina Social

Dr. Luiz Antonio Nunes
22/out/2001

Impressão e Acabamento:

Geográfica editora